新版

神経質問答

自覚と悟りへの道2

森田正馬

白揚社

まえがき

一般に神経衰弱、あるいはノイローゼといわれるものの中には、森田正馬博士が定義を下した〝神経質〟が大きな部分を占めている。ここでいう〝神経質〟とは、普通に使われている神経質という言葉の意味するものとは若干ちがい、自己観察がつよく、ものごとを気にする性質、およびそれから起こる精神症状のことである。ところで、神経質の症状それ自体は、博士がハッキリいわれ、また多くの良心的な医学者が認めているように、もともと病気ではなく、もちろん精神病ではない。普通の健康人に起こりうるところの、精神的な煩悶であり、苦悩である。

だから、神経質の苦しみが治るということは、いわゆる病気が治るということとはかなり事情がちがう。博士が、「神経質はこれを病人としてあつかってはけっして治らないが、これを健康者として取りあつかえば容易に治るのである」といっているのも、このへんの消息を物語っている。神経質の苦しみが治るということは、煩悶苦悩の解決であり、迷妄から脱却して、正しい悟りの境地に達することを意味する。それはまた、人格的に未熟な状態から脱して一人前の社会人になることである。さらにまた、適応性の欠如のために自己の欲求を満たすことのできなかった人が、社会や環境に適応しつつ、自己の欲求を満たしてゆけるようになることである。また、自分の性格、能力、身体の欠点ばかりにとらわれて、自己嫌悪におちいっている人が、自分の性格の特長を発揮し、能力を充分に活用することにより、新しい生き甲斐を感ずるようになることである。さらに積極的にいうならば、精神的なとらわれのためにあまり社会の役に立たなかった人間が、それぞれの立場において、社会に貢献するようになることである。

私自身かつて、十年間神経質に苦しみ、あらゆる苦悩をなめたが、その後博士の指導によってすっかりよくなったばかりでなく、その体験を通して人間の心に対する洞察を得、また一人前の仕事ができるようになったことを、この上なくありがたく思っている。博士は、このことについて、次のようにいっておられる。

「神経質の人が種々の症状に悩むのは、そのかぎりない欲望に向かって邁進するようになるための過渡期であり、ついには悟りに達すべき迷妄の時期である。それは自分の苦悩のみを誇張して考えてこれに執着し、自分の本来の心を自覚することのできない時期である。それがある機縁にふれることにより、ひとたび生の欲望を自覚して心機一転したとき、はじめて、そこに従来の苦悩が雲散霧消するのである。そしてひとたび自覚を得たのちには、前の苦悩はまるで夢のように思われ、かつて苦悩を去らんがために百方手をつくしたことがいかに馬鹿げたことであったかがわかり、百八十度の方向転換をして、ひたすらに向上心に駆られて勇猛心を起こし、苦痛困難を度外視して、努力奮闘するようになるのである。それと同時に、いよいよ精神修養に興味を起こし、人格的にも大成するようになるのである。」

このような意味をもつものであるから、神経質の治し方も、博士の始められた生活指導を中心とする森田療法がきわめて効果的である。しかしこの療法を受けることは、すべての人に許されることではないから、もっと簡便な方法が必要になってくる。そこで、博士の生前、だれでも出席できる形外会という座談会が博士の自宅で毎月一回開かれ、問答を通じて私どもは神経質のなおし方はもちろんのこと、人間心理および人間生活百般について、すぐれた精神医学者であると同時に実際家でもあった博士の教えを受けた。また会員同志の赤裸々な体験談などを通じて、生活の知恵を吸収し合い、また考え方の誤りを正し合って、よりよく生きるための修練の場とした。当時、博士の家に下宿していた私は、記録係としてその問答を筆記し、それが博士の主宰される「神経質」誌上に発表されて、多くの読者に親しまれたものである。この本は、その問答の記録を私が整理、編集したもので、さきに白揚社から出版された『自覚と悟りへの道』の姉妹編に当たるものである。

なおこの本は、はじめから順を追って読まれる必要はなく、どの章のどの部分から読まれてもけっこうである。この本のどの部分からも、私どもが生きてゆく上に大切な、ほんとうの知恵、ほんとうの勇気、ほんとうの愛情をくみとっていただけると信ずる。

終わりに、この本の出版をこころよくご承諾下さった森田博士の嗣子、三島森田病院院長・森田秀俊氏に心からの感謝を捧げたい。またこの本を世に出すために、一方ならずご尽力下さった白揚社社長中村浩氏、および編集部の小林久洸氏にお礼を申し上げたい。

なお私は、青年時代の十年間を神経質に苦しみぬいた体験から、世に多い神経質者の相談相手になることを念願とし、「形外会」の伝統を受け継いで、同志とともに「啓心会」という会合を開いているが、かねて志を同じくして同会にご協力を賜わっている慈恵医大教授・高良武久博士、同大教授・

古閑義之博士、鈴木神経内科医院長・鈴木知準博士、根岸国立病院医長・河合博博士、慶大医学部の阿部正博士、および内科・神経科医師宮崎千代女史をはじめ、諸先輩にあつくお礼を申し上げたい。

水谷啓二

目次

5 精神と外界の調和

6 生命のよろこび

本書に出てくる人物はすべて実在の人であり、実名で登場していただいた。主な人物を紹介すると次のとおりである。（順序不同）〔肩書きは旧版刊行時のもの〕

森田正馬　医学博士、慈恵医大精神科教授、根岸病院顧問（故人）
高良武久　医学博士、現在慈恵医大精神科教授
古閑義之　医学博士、当時森田博士の助手、現在慈恵医大内科教授
野村章恒　医学博士、当時森田博士の助手、現在慈恵医大精神科教授
鈴木知準　医学博士、当時は学生、現在鈴木神経・内科医院長
堀田繁樹　医学博士
寺田寅彦　物理学者ですぐれた随筆家
行方孝吉　当時朝日生命保険会社社員、のち取締役社長となる（故人）
高野孫左衛門　元衆議院議員、甲府市の吉次屋長、全国塩元卸商組合連合会理事長
黒川邦輔　軍人、当時は中尉、のち陸軍少将となる。ビルマ戦線で戦死
林要一郎　当時片倉工業会社社員、のち同社常務取締役を経て、現在中央産業代表取締役
河原宗次郎　額縁商、草土舎社長。水谷啓二著『人生行商記』の主人公
山野井房一郎　当時日清製粉会社社員、のち独学で公認会計士の試験に合格、現在東京青山に会計事務所を開く
香取修平　貿易会社社長

布留武郎　当時学生、現在ＮＨＫ放送文化研究所効果研究部副部長
井上常七　森田博士の経営された熱海の森田館支配人を経て、現在熱海呉竹学院教師
荒木政雄　東京青山に薬店を開く
日高元次　警察官を経て、現在佐賀地方検察庁副検事
根岸欣三　税関吏
早川章治　当時学生、現在は労働基準局に勤務
水谷啓二　当時学生、共同通信社経済部長を経て、現在同社論説委員

神経質問答

1　性格の特長を生かせ

神経質とはどんなものか

森田博士　かつて私が定義を与えたところの「神経質」というものについてお話しいたします。これはもと、神経衰弱といいならわしてきたもので、この神経衰弱は複雑なる生活から起こる文化病とか、心身過労の結果起こるものであるとか一般にいわれていますけれども、これらはみな誤った考え方であります。神経衰弱という病名は、むかしアメリカのベアードという人がつけたもので、それ以来いろいろの病理説がとなえられ、物質的あるいは精神的にほとんどかぎりのない治療法が試みられていますけれども、そんなことではけっして治りません。治ったようでも間もなく再発して、慢性不治のものとなります。ところが、私がこの病気の本態を発見して以来、ようやくこれを根治することができるようになりました。

一口にいえば、この病気は精神的に気のせいで起こるもので、けっして神経の衰弱から起こるものではありません。これは主として、ある特殊の気質の人に起こるもので、私はこれを「神経質」と名づけて、神経衰弱という病名を否定したのであります。

せんじつめれば、じつはこれは病気ではありませんから、これを病気として治療してはけっして治りません。ただこれを健康者として取りあつかえば容易に治るのであります。これから起こる症状は種々雑多で、ほとんどきわまりがありません。頭痛もちとか、女の「血の道」、持病の癪《しゃく》とかいうものも、この中に属します。普通ありふれの不眠、耳鳴り、めまい、心悸亢進、脈博結滞、胃のアトニー、下痢便秘、腰の痛み、性的障害、その他頭がぼんやりして読書ができないとか、手がふるえて字がまったく書けないとか、あるいは赤面恐怖、不潔恐怖、その他さまざまの強迫観念があります。中には、まる二年来まったく眠らないとか、鼻の先がチラチラして気になるとか、あるいは口の中がムズムズしていつも心がそのことばかりに執着していることが数年にわたるとか、ほとんど思いもよらないような症状がたくさんにあります。

これらの症状は、従来の医学が考えたように、けっして神経の過敏でもなければ、神経の衰弱とか意志薄弱とか、精神の変質とかいうものでも何でもありません。これはじつは、何かの機会に、普通の人のだれにでも起こる不快の感覚をふと気にし出したということから始まり、のちにはこれを神経質の性質、つまり自己観察がつよくてものごとを気にするということから、つねにこれを取り越し苦労するようになって、あけくれそのことばかりに執着するために、だんだんにその不快感覚が増悪するようになります。のちにはそれがあたかも夢におそわれているときのように、事実でないものをその本人の身にとっては実際に重い病気にかかっているような苦悩にかられるようになるものであります。それは神経質の患者がつねに申し合わせたように告白するところの、「他人からはまったく病気でないように見えて、ただ自分ばかりが苦しい。こんな損な病気はない」というとおりであります。すなわち実際の病気ではないということは、これによってもわかるのであります。

この私の発見は、コペルニクスの地動説にも比較することができるかと思います。それは、従来の医学では身体の変態、異常から他動的に起こると考えられていたのが、じつは自分自身の心から自動的に起こるということになったからであります。この理論によって、神経質の、従来きわめて難解であったいろいろの複雑な症状が簡単に説明されて、容易に全治することができるようになりました。この発見は、もとより私でも、けっして一朝一夕に成功したものではありません。医者になってから二十余年の間は、従来のいわゆる神経衰弱に効果があるといわれる物質的、精神的な療法はもとより、通俗療法、迷信療法までもやりつくしてのちに、はじめてその苦心が報いられたのであります。

七種の気質の長所と短所

草光（学生）　神経質の人はあまり慎重な態度をとりすぎて、他人に不快な感じを与えるようです。私の知人に大学の文科を出てまだ職につかないでいる人がいますが、神経質で、たとえば家庭教師をたのまれても自信がないといってなかなか応じません。それで頼む方が不愉快になります。それに反して、もう一人の友人は非常に快活で、いっしょにいるだけでも世の中が明るくなったような気がします。

井上（旅館支配人）　一人がそうだからといって、慎重なのが神経質全体の傾向とはいえないでしょう。ヒステリー性の人は気が軽いから、いっしょにいると気持ちがよいように感じるけれども、大事なときに信用がおけません。やっぱり神経質がいちばん信用できるんじゃないかと思います。

森田　こんなことは議論すれば限りがありません。神経質は一つの気質であって、それが常識はずれになれば「変質」といって、病的なものになります。常人の程度にとどまっている場合に「気質」というのであります。私は人の気質を七種類に分けていますが、それを簡単に説明すると、次のとおりです。

「神経質」は、自己内省的で、何かにつけて自分のことを観察し批判する傾向がつよく、用心ぶかくて石橋をたたいて渡るというふうであります。いったいに理知的で、感情を抑制することがつよい。したがって軽はずみではありませんが、ヒネクレです。自己中心的で他人に対して情愛がうるわしくありませんが、責任感がつよくて信用を置くことができる、というふうであります。

「ヒステリー性」は、ちょうど神経質とは反対に感情過敏性ということが特徴であります。感情のままでありますから、自己内省が少しもできず、理知の抑制というものがありません。移り気で、新しい人と親しみ、旧友とは反目する傾向があります。なぜ新しい人と親しむかといえば、新しい人はよくお世辞をいってくれるからであります。若い人は恋愛の相手としてよくヒステリー性の人を好むことがありますけれども、結婚すると間もなくケンカして離婚沙汰になることが多いのであります。おもしろいことに、人のうわさ話などを聞くときに、神経質の人は悪い方面のことだけを自分にあてはまるように思って反省し、ヒステリー性の人は良い方面のことだけを自分のことのように思ってうぬぼれ、つけ上がるというふうであります。

「意志薄弱性」の人は、人生の欲望、向上心に乏しく、そのために目先の欲や下等な感情に支配されるものであります。常習犯罪者や不良少年などがそれです。

「発揚性気質」の人は、陽気で愉快な人で、あっさりしていて交際上手で、よく人の世話をやくタイプです。その半面、うわべばかりで、人に対する深い思いやりなどはまったくなく、自己内省などもできません。人が笑っていれば、単に喜んでいるぐらいに考えて、泣き笑いとか会釈《えしゃく》笑いとかの見分けがつかないものであります。

人とケンカするようなときでも、神経質は自分の欠点や悪い点を充分に考えて、その上で争うことができますが、その他の気質の人はただ一途に相手の悪いところばかりを考えて怒る、というふうであります。

「抑うつ性気質」の人は、陽気の人とは反対に陰気で気のふさぐ方で、何ごとにも消極的であります。ときどき神経質と区別のむずかしいことがありますが、この方は単に気が沈むというだけで、神経質のように自己内省が深く行なわれません。

「偏執性気質」の人は、物ごとに凝り性でありまして、やたらに自分の権利義務を主張するとか、学問や発明に熱中するとか、哲学にこり、宗教に惑溺《わくでき》するとかいうタイプで、一般の人間味が乏しくて、何かひとつのことにだけ執着する人であります。

「精神分裂性気質」の人は、表面から見たその人の言行と、内面から見たその人の気持ちや考え方との関係が、他の人からは想像のできないようなタイプで、十年間同棲してもその人の気心が知れないというような人であります。つじつまの合わない行動が多く、学校では不勉強で成績が非常に悪いのに、思いがけなくラテン語の達人であったりします。これも心が内向的であるとか、ひねくれているとかいうことで、神経質とよく似ている場合がありますけれども、神経質と分裂性気質の人を並べて見ると、西瓜《すいか》と冬瓜《とうがん》がちがうようにはっきりした違いが感じられるのであります。

なお、精神修養とか求道とかいうことについては、神経質者には多かれ少なかれ、それを求める心があり、偏執性とか分裂性とかには一部分の人にそれがありますが、ヒステリー性、意志薄弱性、発揚性の人にはまったくこの志がありません。たとえば、このような本を読んでも少しもその意味がわからず、強迫観念の心理などの説明を聞いても、まったくバカげたことと一笑に付するばかりであります。

以上あげたように、人の気質はそれをさまざまに分けることができますが、そのそれぞれに長短があり、趣きを異にするので、どれがいちばんよいかということを決めることはできません。いろいろの宝石にそれぞれの趣きがあって、そのよしあしを決めることができないように、ただその人の好みに応じて好き嫌いを定めるよりほかはありません。

水谷（学生）　私は以前に本で精神分裂症のことを読んで、自分はそれに違いないと考えてずいぶん心配したことがあります。感情鈍麻という点がとくにそうであり、自分にはたしかに分裂性のところがあると思ったのであります。

森田　精神分裂症はすでに感情鈍麻になっているのでありますから、けっして水谷君のように自己内省して自分のことを心配することはないのであります。

私どもも昔から、医学の勉強中、肺結核の講義を聞くときには自分にもそれにあてはまるようなさまざまの症状が感じられて、自分もその病気にかかっているような気になりました。そのほかさまざまの病気のことを知るたびに、いろいろのことが自分の身に思い合わされて心配になりました。とくに精神病学をやるようになってから、すべての精神病の特徴が自分にあるように感じられて心配になりました。それが年をとるにつれ、劫《こう》を経たというか、しだいにすれっからしになり、心配がぼかされてしまった形であります。しかし今でも、自分は変質者である、低脳である、と思っていることだけは昔と変わりないのであります。

神経質は欲ばりである

山野井（会社員）　入院中二十日ほどおくれて香取さんが入院してこられました。臥褥《がじょく》中には、私がよくご飯を運んだものです。そして起床第一日目に私といっしょに入浴したとき、「何か入浴の規則があるのですか」と聞かれました。「べつに規則はありませんが、早く、そしてお湯をよごさぬようにはいればよいでしょう」と答えましたところ、香取さんは非常な心づかいで、そのとおりをやられました。その真面目さ、あのご年配と地位の方でこんなのかと、大へん感激しました。

香取（会社社長）　ほめられましたから、私のダメなところを一席やらしていただきましょう。七年来の不眠で困りぬいたあげく、東京から大磯の貸別荘に家族づれで引越したことがあります。それでもよく眠れませんので、こんどは自分で別荘を建てました。万事、睡眠に都合のよいように建てたわけです。（笑）庭を宅地のまわりに大きくとって、朝夕歩き回りました。散歩は睡眠によいと聞いたからです。また風呂にはいると眠れると聞きましたので、夜中でもはいれるようにいつでもわかしてありました。また舟に乗るとよく眠られると聞いて、毎日乗り、雨の降る時でも乗りました。（笑）そうやって苦しんでいるとき、偶然ある人に教えられて先生の著書を読み、それと同時に治ってしまいました。一週間後には、七年もつづいた不眠が完全にとれました。それからはげしい頭痛の発作も本を読んだだけでよくなりました。恐怖に突入するということを実行したからです。次に疲労感も先生に一度診察していただいただけで治りました。

入院しましたのは、もっとさかんに活動できるようになりたいためでした。入院中は、それはもうえらい元気で、庭中走りまわって仕事しました。起床第一日目には五時に飛び起きて、皆さんがまだ寝ているのを、ガンガン戸をたたいて起こしてまわりました。あまり騒々しいので、ある人は婆やさんが死んだのかと思ったそうです。こんなふうで、自他共に働き者として許すほどよく働きましたが、さて家に帰ると入院中の三分の一も働けません。あまり私が悲観するので、家内に「もういっぺん先生のところに行ったらどうです」といわれたこともあります。

しかし考えてみますと、自分の家ではだれるのが当然で、それはたとえば先生のおそばや会長席におれば自然に精神が緊張しますが、一般席にすわればだれるのと同じです。それでも入院前にくらべるとたしかに違っています。目つきでもやさしくなったそうで、むかしはずいぶんきつかったのでありま す。いまでは、一週間の三分の一は入院中の程度で働き、三分の一はイヤイヤながら働き、あとの三分の一はどうにもだれて仕方がないありさまです。

森田　実際は香取さんは、普通の人の三人前ぐらいの仕事をしているのです。それでいて、仕事ができない、仕事ができないとこぼしています。これもやはり、自我を主張して自分ばかりが苦しいと考え、人の苦しみを思いやらないということの結果であります。

私どもも香取さんと同様にいつも欲ばって、あせってばかりいます。香取さんだけに限ったことではありません。とくにここで全治した成績のよい人は、山野井君でも、井上君でも、だれでもみな欲ばりで一杯になっています。

私は今日は、思いがけなく患者が多くて、今朝六人の診察をしましたが、これは患者がきたから診察するという行きがかりのことで、これだけでは何だか仕事をしたような気がしません。たとえば原稿を書くとか、自分の考えで予定の行動をしないと、気持ちがよくありません。ときどき助手の古閑君などにも、「今日は何も勉強しなかった」とこぼして笑われることもあります。こんなこともみな、香取さんなどと同様な気持ちであります。

なお私は、身体は弱く、年はとっていますが、それでも四角八面に欲ばることをやめません。仕事にくたびれて横になる、それが読書の時間です。夜中でも、目がさめたら本を読みます。そのとき一番いやなのは、目がまぶしくてショボショボと痛むことです。本がおもしろいと、時には目を片方ずつ休めるため、かわるがわる片方の目をつぶって読むようなこともあります。少し功利的に考えてみると、老い先の短い年で、やたらに知識を貯えこんでも、あの世に持ってゆくばかりで、何にもならないはずであります。しかしなお深く自分自身を観察してみますと、それは私どもが死ぬまで食うことをやめないのと同様であります。知識欲も食欲もともに、私どもの本来の性情であるからであります。

私どもは、人がすしを食べているのを見ればそれが欲しくなり、ようかんを見ればまたそれが食べたくなります。あれもこれもと食欲がさかんであるときに、みずから活気を感じ、楽天的になります。食欲がすすまないのをこぼす人はあっても、食欲がすすんで困るとかいってこぼす人はめったにありません。食欲がなくなると、何となく心細くて、悲観するようになるのであります。

香取さんや私どもは知識欲や仕事欲、あれもしたい、これにも手を出したいと、限りない欲望に満ちています。この希望の心が、私どもの光明であり、元気であります。

山下（学生）　私は先生から全治といわれてガッカリしたことがあります。なぜなら、未治であれば自分の無能を病気のせいにかこつけることができますが、全治といわれるとかこつけるものがなく、それで自分の才能はたったこれっきりかとガッカリするわけです。

森田　ヒステリー性や発揚性素質の人は、ほめられるとあっさりとそのまま喜びますが、神経質はなかなかそう簡単にはゆきません。妙なものです。神経質の人はほめられるとお世辞ではないかと疑い、またほめられるに値するだけのことがあったとしても、ほめられる以上の責任を感じ、なおその上にもし将来、その期待に反するようなことがあってはかえって信用をおとすことになる、と先々のことまで取り越し苦労をするのであります。素質のちがいというものはおもしろいものです。「勝ってかぶとの緒をしめよ」ということがありますが、神経質の人にこんなことを教えたら、寝てもかぶとをぬがなくなりますから、ずいぶん首筋が痛くなりましょう。一方、ヒステリーや発揚性の人にこのことを教えても、馬耳東風で何の効能もないのであります。

神経質の人は、私が「全治した」といっても、「ほんとうに治ったかしらん。また再発するのではないか」などと心配します。十の症状が八つよくなっても、残りの二つをいい立てて、まだ治らないと主張し、けっしてその治った方をよろこぶということをしないのが特徴であります。ある対人恐怖の患者で、退院後に手紙で「百分の三治った」とかいってきたのがあります。これが着眼点が変わって、心機一転の状態になりますと、一つの症状がよくなればその一つをよろこび、二つ治ればその二つをよろこぶというふうになって、日ならずして全治するようになるのであります。

優越感と劣等感

坪井（僧侶）　いつか先生は、「自分は非常に頭が悪いと思ってる」といわれ、水谷さんもまたそうだといわれましたが、私はそれを聞いたとき恥ずかしく思いました。今でも私はえらぶっているようですが、小さい時、まわりの者から利口だとほめられたので、いつの間にか気位が高くなり、自分で自分をえらいと思うようになったのではないかと思います。

小学校で中学入学の模擬試験を受けた時は十三番でしたが、それは自分がほんとうの力を出さなかったからだとうぬぼれていました。また中学入学の時は百三十番でしたが、私はそれを成績の順ではなく身長の順だと思い、なおいばっていました。しかし後になって、それは成績の順だということがわかりました。そして落第点をとるようになり、百点満点で平均四十五点のこともありました。中学三年のとき強迫観念になりましたが、その時も自分は、実力さえ出せば成績はもっとよくなるはずだがいまは強迫観念のためにできないのだと思っていました。

しかし、いまはその反対になったようです。私の仕事である仏教の研究も、とても膨大で自分にはできそうもなく、非常にむずかしいと思うのですが、いまさらやめることもできないのでチビリチビリやっています。とにかく小さい時から気位が高いので、いまの先生のお話をうかがって恥じ入っているしだいです。

森田　いまの話を聞くと、神経質の人とはちょっと趣きがちがうようにも思えますが、かならずしもそうとは限りません。つまり自己内省がつよく、自分自身をよく観察できるという点が神経質であり、それがほかの気質の人には欠けているところであります。

さて、人がある特殊の性癖とか恐怖心とかを持っている場合、その原因として子どものとき、何かのことでほめられたとか叱られたとか、あるいは何かの事件があってうれしいとか、恥ずかしいとか驚いたとか、強烈な感動を起こしたことがあり、それが心の中に深い影響を及ぼして、のちにその人の精神傾向を支配するようになることがあります。高島平三郎氏はそれを「第一印象」と名づけています。また九大の下田博士は、神経質になるのは幼年時代のよくない養育の仕方により、親がその子を気を小さくしつけて、劣等感を起こさせるようにした結果であるといい、神経質を後天性の養育によるものと主張しています。そして、神経質が治療によって全治することができるのはそれが後天性であるからであって、もしそれが先天性のものであるならば治るはずがない、というように、私の治療法の効果を神経質後天説の証拠にしています。

もちろん強迫観念やその他の神経質の症状にはかならず発生の動機があり、後天的な環境の影響がきわめて大きいことは否定できない事実であります。しかしながら私の神経質の療法は、皆さんもご承知のように神経質という気質の特長を発揮させるのが主眼でありまして、その動機となった第一印象を取り除くとか、劣等感をなくするとかいうことではありません。むしろ、そのねらいは、劣等感を徹底し、発揮することにあるのですから、私の療法で治ることが神経質が後天性であるということの証拠にはならないのであります。

神経質の第一の原因で、なくてならない条件は、その素質すなわち自己内省的気質である、というのが私の学説であります。坪井君の実例は、私の先天性素質説を説明するのに都合がよいのでありま す。一般に神経質は劣等感から発展すると考えられていますが、坪井君の場合はそうでなく、子どものときから優越感に支配されています。それでもなお、赤面恐怖その他の強迫観念を起こしていま す。それは坪井君に神経質、つまり自己内省的気質があるからで、自己批判の葛藤から発病したものということができます。

私も子どものときは、坪井君と同様に優越感をもっていました。母の話によりますと、私が数え年の三、四歳ごろの時、本と石盤をあてがっておけば少しも世話がやけず、ひとりで遊んでいて、そのまま時々眠っていたということです。五歳のときから村の小学校にゆき、読み書きもよくできました。その時代には年に二回試験があり、近村のいくつかの学校の生徒が集まり、試験官が出張してそれをやることになっていました。私も祖父や母に連れられて行きましたが、試験官が黒板にむずかしい漢字を書いて読み方をたずねるのを、他人の分までも片っぱしから答えて笑われたり、ほめられたりしたことをおぼえています。

なお、そのころの小学校は、先生がたびたび変わり、ずいぶんつまらない先生もいて、教育の仕方はまったく乱暴なものでした。十二歳の年に高等科を卒業しましたけれども、私の村は高知市から五里も離れたいなかであり、中学校があることなども知りませんでした。それで年中ガキ大将で遊んでばかりいて、二年間まったく怠けて過ごしました。十四歳のとき、母がはじめて高知に連れてゆき、中学校に入れてくれました。中学校にはいって一ばん恥ずかしかったのは、手紙の返事の書けなかったことです。それが私の「第一印象」で、それから劣等感に支配されることがメキメキ上達しました。論語に「君子は上達し、小人《しょうじん》は下達《かたつ》す」ということがありますが、私はそれいらいグングン下達したのです。私の場合ももし順調に行っていたならば、坪井君と同じように優越感がつづいたかもしれません。どっちにしても、私が神経質の素質であることはまちがいないと思います。

早川（学生）　私も子どものとき、自分を非常にえらいと思っていました。それは、習字がうまくて先生からほめられたからです。ところが小学三年ごろから兄弟の中でも字が下手になり、それいらい劣等感を起こしはじめました。中学校（旧制）へゆく自信がなくなったほどですが、兄にすすめられて思いきって受験しました。思いがけなく及第して、みんなはよろこんでくれましたが、私は泣きたいほど入学がイヤでした。入学したときの成績は百五十人中の十二番でしたが、私は発表を見たとき百二十番の零を書き落としたのではないかと思いました。

その後、先生の著書を読み、神経質は上等の素質でえらいのだということを知り、自分もいまは一時的に頭が悪いように見えるけれども、ほんとうはえらいのだと思いこむようになり、そのため不勉強がつづくようになりました。

森田　早川君はいつも何かにつけて思いこむクセがあってこまります。思いこむと、かならずそれが執着になって、心の自由な働きはなくなってしまいます。以前にも早川君に「見つめよ」と教えたことがありますが、すると同君は「見つめていなければならない」ということを思いこんでしまって「心ここにあらざれば見れども見えず」のたとえのとおり、自分は何を見ているのか一切わからなくなってしまったのであります。指導する私の目的は、何でも見つめていさえすれば、かならずそれに対して何かの感じが起こり、それからいろいろ心の働きが導き出されてくるというところにあるのですが、早川君はただかたくなるばかりで、ちっとも素直な心の働きが起こってこなかったのであります。この「思いこむ」ことをやめさえすれば、何かにつけて腰が軽くなり、すばやく物ごとに手が出るようになるのであります。たとえば何か仕事の見積りをするようなときでも、まずそれに関係したことに手をつけて、仕事をしながら考えれば、かならず思いがけない妙案が出てくるものであります。何もせずにすわりこんで目をつぶって考えこむと、ただ考えが堂々まわりをするだけで、実際生活に即した考えはけっして浮かんでこないのであります。

布留（学生）　谷崎潤一郎の『痴人の愛』という小説に、主人公と女とが西洋将棋をやるところがあります。もともと主人公が強いのですが、初めわざと負けてやるのです。すると、こんどはいくら勝とうとしても勝てません。そうしたことは、私どもの日常生活にもよくあるようです。たとえば人と競争するとき、初めに負けると、その後はいくらがんばってもなかなか勝てません。反対に、初めに一等をとると、その後はいつでも一等がとれるようになるようです。

また、最近困っていることですが、昨夜原稿を書いたのですが、三時間もぶっつづけにやっていると疲れます。それで、途中で「仕事の転換をしたら能率が上がるだろう」と思い、本を読みはじめたのですが、すると本の方がおもしろくなって、なかなか原稿を書く仕事にもどることができません。絵を書いても同様で、一度やりはじめたらもうほかの仕事ができません。このような場合、ムリにでも転換して勉強にとりかかった方がよろしいでしょうか。

森田　その「ムリにでも」ということが、私がいつもいう「思想の矛盾」であり、強迫観念の形になるからいけないのであります。つまり、「こうしなくてはならない」ということが心の葛藤になり抵抗になって、自然の心の流動をふさいでしまうことになるのです。

たとえば絵を書くとかいう仕事にあぶらが乗っておもしろくてたまらないとかいうときに、他の仕事に転換しようとすることは当然むずかしい。だからその気持ちはそのままにして、それに対して反抗をこころみるようなことはしないでおき、一方で気軽にウーンと身体の伸びをするとか、立って帯を結びかえるとか、ちょっと引出しの中を整理するとかします。それは仕事の能率には関係しないわずかの時間のことですから、抵抗なしにできます。この時、「ムリにでも」という心の反抗がなければ、伸びをした拍子にふと額の字が目にとまるとか、あるいは縁先にきた犬に気がつくとか、かならず何かと心が開発されて、簡単に仕事の転換ができるようになります。これは体験を積まなければ、理屈ではけっしてわからないことです。とにかく仕事の転換にもっとも必要な条件は、「こうしなければならない」という心の抵抗がなくなることであります。

なお、このようなことを体得するには、自力的に努力するよりは、他力的に環境を選ぶということがかんじんです。たとえば、布留君が私の近くにいて勉強しているとすれば、ときには私に話しかけられたり、用事をたのまれたりしますから、他力的に仕事の転換をさせられることになります。水谷君はこのことを知ってかどうかわかりませんが、いつも私に接近し、私のいる部屋の近くで勉強しています。その方が、かえってよく勉強ができるのではないかと思われるのであります。

これによって考えても、家がゆたかで大事にされ、わがまま一杯で静かな部屋を占領して勉強してきたような人は神経質になり、心の自然の活動がにぶくなるので進歩しませんが、苦学して人の世話になりながら勉強した人は、そんなわがままが許されないので、かえって実生活に活用できる勉強ができ、仕事の転換なども自由にできるようになるということが想像されるのであります。

私も以前に、原稿をまったく休息なしに八時間もつづけて書いたことがあります。その時は万年筆を持つ指がへこんで痛くなり、指もこわばって動かないほどになりました。前にもお話したことですが神経質の人は惰性がつよくて、仕事の転換などもなかなかむずかしいものです。それは価値批判にとらわれるために心の葛藤がつよいからであります。

私の甥に土居光知という英文学者がいますが、学生時代しばらく私の家にいたことがあります。その勉強の仕方を見ると、一時間ぐらいやっているかと思うと、ちょっと庭に出たり、あるいは私ども夫婦のところへきて話をし、五分か十分するとサッサと切り上げてまた勉強にとりかかるというふうです。上手な勉強の仕方ですが、神経質の人にはこんなやり方はなかなかできないものです。

また布留君がいった勝負ごとの話ですが、兼好法師の『徒然草』に、「碁を打つとき、勝たんとすべからず。負けじと打つべし」ということがありますが、どうもどちらもよくないのではないかと思います。勝とうとあせれば自分の手ぬかりに少しも気がつかなくなりますし、負けまいとがんばれば相手の手が見えなくなります。ところで、勝ちグセがつき、調子に乗ったときには、勝とうとか負けまいとかいう勝敗の心を超越していて心に少しも葛藤がなく、よく周囲の状況がわかりますから自分の力量を充分発揮することができ、したがってよく勝つようになるのだと思います。しかしそれも、やはり自分の力量以上ではありませんから、あまりこのことを重く考えすぎてはいけないでしょう。

水谷　私もひところ、学校の教科書を読むのがどうもイヤで、小説や文学論など自分の好きなものをよく読んだものです。かんじんの学校の勉強はあまりできないので、自分を意志のよわい、努力のできないあわれな人間と思って苦にしていました。ところが先生に、「おもしろいものは当然やめられないと覚悟すればよい」といわれ、小説なり何なり、おもしろいものをドンドン読んでいると、何だかそれがつまらなく、物足らなく感じられるようになり、もっと有益なものが読みたくなってきて、いまでは小説などめったに読むことがないようになりました。

布留　いまの話で、ひじょうによくわかりました。

森田　私も中学時代、イヤな課目は手を出すのがおっくうなのでついつい後まわしにし、とうとうやらずにしまうという傾向がありました。それで、数学などはいつもひどく成績が悪くて、やっと及第するというありさまでした。ところが中学四年のとき、「もし数学がほんとうにできないようであれば、将来とても上級の学校に進学できる見込みはない。ここで一奮発しなければダメだ」と決心しました。そこで、次のようなやり方をしました。まず数学の勉強について、五分間でもよい、イヤになったらすぐやめることにして、とにかくとりかかるということにして、自分で自分をだますつもりでやりはじめたのです。そうすると、いつの間にかおもしろ味ができてきて、勉強が苦しくなくなりました。それで、中学五年と旧制高校とでは、数学に「優」をとるようになったのです。このような体験を重ねているうち、物ごとは何でも気軽く、まず着手することが大事だということがわかったのであります。

布留　私はちょうどそれと反対のことをやっているのですね。おもしろいことを五分間やってやめようと思ってとりかかり、ツイそれに深入りしてしまうのです。

暴力肯定論の誤り

早川　神経質は欲望が大きくて負けぎらいで、空元気《から》で強がろうとしますから、人から普通の腕白と同じように思われるのではないでしょうか。

古閑（医師）　神経質も、何かの機会に自分の欠点に気がついて劣等感を起こすまでは、内気でないことがあります。たとえば、学校で人に笑われたとか、試験にしくじったとかいう時に、それが機会的原因となって、いままでかくれていた素質が外面にさらけ出されるというふうです。神経質でも子どものときに乱暴なのはいくらもあります。

井上　腕白の話が出ましたが、子どもの時はもちろん、中学の終わりごろまでなかなか乱暴をやった人が形外会員の中にもいくらもいます。また坪井さんのように、子どもの時は劣等感とは反対の優越感にひたっていたという話もありました。私自身も子どもの時には腕白坊主でありましたが、先生からは神経質と診断されました。自分としてはヒステリーじゃないかという疑いが起こることもありますが、先生から神経質だといわれれば仕方なしにそうかと思うだけのことであります。

ところで簡単な自己批判をやってみようと思います。私は乱暴者で、現在でも自分は硬派に属すると考えられます。旅館の番頭になって紀州の白浜温泉に行っていたころ、例の宝塚の踊りも見ましたが、あんなハイカラなものは、サッパリおもしろくありません。ダンスより柔道の方が興味があります。現在熱海には柔道場がないので、弓をやっているという状態です。近ごろはかなり暴力が横行していますが、私はめんどくさい議論をするより実行が好きな方で、ある場合には暴力を是認してもよいという考えをもっています。

坪井　私は僧侶ですが、必要とあらば暴力をもってやった方がいいと思っています。仏教界も過渡期でありまして、とくに私どもの宗派では正しい者が没落して、金力のある者、あるいは悪らつな者が高い地位を得てきています。選挙でもあまりおとなくしていると、正しい者も打ち負かされることになります。きわどいところは、議論するより暴力でやる方が、話が早くつくようです。

古庄夫人（中学教員）　楠正成はその旗に、「非理法権天《ひりほうけんてん》」という文字を書いていました。非よりも道理が勝ちます。しかし道理に合っていても、法にそむいた時には負けます。ところが法に定められた規則でも、権には勝てません。暴力も権だと思います。しかし権も天の裁きには負けます。結局の勝利は天にあるわけです。正成はこの信念で吉野朝廷のために奮闘しました。私は、一時は暴力が勝ちを占めるようなことがありましても、やはり究極は正しい者が勝つと思います。

森田　真正面から攻撃するとか、暴力をもってするとかいう理想を神経質の人がもっていても、それを直接に実行することはなかなかむずかしいものです。発揚性気質の人ならば、こうしたことがアッサリいえるし、実行もできます。ところが神経質の方は直言し、直接的に実行することはできないで、遠まわしに相手をやっつけるのであります。現に井上君でも坪井君でも、暴力を振るうことに賛成はしても、実際に直言し、暴力を振るうことはやっていないことがそれを立証しています。

布留　私はごらんのとおり身体も細いし、力もありませんが、負けるのはやっぱり人並みにくやしいのです。友だちと議論して、相手が暴力でおどかすようなときには、くやしくてその場でもやっつけたいと思います。しかし手を出せば、私の方が負けることはうけあいなので、うまくごまかして逃げてしまうのですが、あまり愉快なものではありません。それで、負けて勝つということを、いろいろと工夫したものであります。宇野浩二さんがひところ無抵抗主義をとなえていました。相手からタンをはきかけられても、だまっていたそうです。ここまでくると、負けるのも張り合いがあって、かえって痛快です。またある坊さんは、「自分は暴力は振るわないが、どんな乱暴な狂人でも自分に対しては抵抗しない。それは自分に邪気がないからだ。狂人でも、子どもには乱暴しないものだ」といっています。こんなことから、一時は無抵抗主義を大いに賛美しました。しかしいまでは、腕力もなかなか必要なものだと考えています。陰険な奴や、わからずやはなぐるにかぎります。

森田　暴力の話がしきりに出ましたから、それについて話してみましょう。私は中学と高校時代に柔術、撃剣、居合をやりました。これでも、柔術と居合は初伝の免許をもっています。柔術では、ぶっつづけに十四名に稽古をつけてやったことがあります。しかし私は、この年になるまで、暴力を振るったことは一度もありません。おそらく、井上君もそうであろうと思います。私どもがむかし、武道をやったのは、もし自分に対して暴力を振るう者があればいつでも相手ができる、というイバリと安心を得ることが目的でありました。じつは血気さかんのころには、暴力者に出会ってみたいという気分も大いにありました。またある時には、暴力なしに相手に勝ったこともあります。暴力を加えたことはありませんけれども、酔狂者をとりおさえたことは二度ばかりあります。

さて井上君の話を批評してみますと、私どもが理屈をいったり、主義を立てたりするのは、ある目的に対する希望をあらわすものであります。その目的は、多くの場合、自分にとってなかなか得がたいこと、あるいは自分にはできないことであります。ふだん自分に平気でできることには、なにも理屈をいったり、主義を立てたりする必要はありません。だから、金持ちの息子が倹約主義をとなえたり身体の頑健な人が衛生の理屈をいったりはしないものであります。それと同じ関係で、学者や知識のある人は知識欲がつよいために、つねに自分を愚者のように思い、柔順な人はいつも自分を不真面目で不徳義ではないかと反省するというように、その人の実際の事実と理想とはちょうど反対になることが多いのであります。ところで私どもは、あまり自分の理屈や主義主張にとらわれると、その間の矛盾に気づかずに、理想や主義を自分に実際にできることと思い込むようになるものであります。それが、普通の人の思いちがいやすいところであります。

井上君が暴力を肯定するというのも、ほんとうはなるべく暴力なしに勝ちたいからであろうと思われます。また布留君の無抵抗主義も、結局は人に勝つのが目的でありましょう。ところでこの暴力肯定論が一歩脱線すると、自分は気づかないで、なるべく他人に暴力を振るわせて、自分はその危険から遠ざかるということになって、「ケンカのわきでモチを拾う」というようなずるい態度になります。左翼あるいは右翼の煽動者には、ときどきこの種の人がいるように思われます。私自身もひそかに自分を反省してみると、多分にそれと同じような考えがあることを自覚するのであります。自分は暴力を振るう危険は避けたいけれども、他人がやってくれればいい、と思うことはたびたびあります。

暴力は、一口にいえば世の中の事実であり、現象であります。正邪はあとからくっつけた理屈です。事実でありますから、よくともわるくとも仕方がありません。ここの修養で大事なことは、こうした世の中の事実をありのままに認めるということであります。それは、わかりきったことのようで案外むずかしいものです。事実をありのままに認めようとしないで、理屈にあてはめようとすると、矛盾におちいります。井上君が、自分ではまだ一度も暴力を振るったこともないのに、思想をもって暴力を肯定しようとするのも、事実と違う点であります。

世の中には、デモクラシーとかヒューマニズムとかを論じ、宣伝する学者、道徳家、宗教家などがいますが、しかしその宣伝するその人がみずから民衆のために進んで犠牲になる人であるかといいますと、なかなかそうではないのです。強調し、宣伝するのは人びとをはやし立て、けしかけることでありまして、世間の人びとに正しいことを守らせるようにすればよく、自分だけは少々悪いことをしてもかまわないということにもなります。つまり、こんな人は自分自身が正しいことを実行するのが目的ではなく、世間の人びとに正しいことをさせるのが目的であることが多いのです。こんな都合のよいことはありません。理屈の便利さはそこにあります。理屈ばかり知りすぎると、人の欠点ばかりとがめて、自己内省はお留守になることが多いものであります。

気になることは気にすればよい

井上　ある新聞の文芸欄に、三輪という博士が「神経の経済学」と題して、次のようなことを書いていました。「自分は、必要な大事なことばかりに心を使って、けっして些細なムダごとには気をとめない。たとえば汽車に乗る時でも、切符や荷物のことなどは家内まかせにして、自分は一切かまわない。また多くの人はムダ話をするが、自分は必要なことしか耳にとめない。だからときどき、人から『君はぼんやりしていてロボットのようだ』といわれることがある。日常生活がこのとおりで、神経を経済的に使い、ムダな心づかいをしないから七十余歳になってもまったく健康で、このように元気である」。このことについて、皆さんのご意見をうかがいたいと思います。

森田（根岸病院看護人）　去年の夏、形外会で熱海に行きましたが、私たちはあまり幹事まかせでありましたため大失敗をしました。初島にゆくためみんな勝手に船に乗り込み、船頭をせき立てて船を出させましたが、あとに先生方が残っておられたということに気がつきませんでした。だから、あまり人まかせにしないで、すべてのことに気を配る方がよいと思います。

堀田（医師）　三輪さんの意見は机上論であって人間の本来性はそんなものではないと思います。注意が四方に働くのが私どもの本性で、実際は無関心ではおられません。

早川　いろんなことを気にしないで必要なことをやれる人はそれでもよいでしょう。しかし気にかかる人は、気にかけた方がよいと思います。

井上　私の経験では、ここへ入院してから、心を野放しにして、そのまま投げ出し、何でも気のつくままにまかせて、気のつき放題という態度をとるようになりましたが、そのため、かえって健康が入院前よりよくなっているのであります。私は読書恐怖でしたから、以前は勉強する時など、明日の課目だけをやって、ほかのことは考えないようにするという主義でした。父が病気だという時でもいまは試験だから父のことを心配しても仕方がない、試験のことばかりに専念しようというムリな考え方にとらわれていましたが、それはもちろん実行のできないことでありました。それがここへきてからは、心のなりゆき放題にまかせるようになり、それで全治して健康になりました。

堀田　私の入院前と入院後の試験勉強のやり方を比べてみますと、前には学校から帰ると、まず頭を休めてから勉強しようと思い、すぐ床にはいって三、四時間は休んだものです。しかし、試験のことが気になって、とても眠れません。しかも起きてからは、眠れなかったことが気になり、不安が重なって、ますます勉強ができなくて苦しみました。またそんな時には風邪ばかりひいていました。

ところが入院後は、生活態度が一変し、学校から帰ってくると明日のことが気になるままに、すぐ勉強に手をつけます。そして、そのままぶっ通しに勉強して、夜は三、四時間ぐらいしか眠りません。その方が能率が上がるだけでなく風邪ひとつひかないのであります。こんなことから考えましても、ほかのことを気にしないで勉強しようとすることが、かえって能率を下げ、健康に害があることがわかります。

荒木（店主）　遊んでいる人の方が長生きするか、精神を使う人の方が長生きするか、今日の医学でもそこまではわかっていない、と先生がいわれました。私どもは自然にしたがって、心配すべきことは心配した方がいいと思います。

堀田　ここの患者について調べてみましても、一般の医者から転地療養などをすすめられ、ブラブラしていたものが、入院してからは朝早くから夜おそくまでのべつに働き、たまには先生などから叱りとばされたりしながら、たいていの人が体重が前よりふえてゆくのであります。気を張って、心身の活動をさかんにしてゆく方が、健康にもよいことは、これによってもわかります。

森田　問題の中心は、「われわれは自分の心を有効なことばかりに使い、少しもムダに使わないようにすれば都合がよい」ということです。この考え方が、みなさんのすべてが悩む神経質の症状のもとになっています。さすがにここで全治した井上君や堀田君は、すぐそのことに気がつきますが、一般の人は少しもその矛盾に気がつかないのであります。読書恐怖の人は、勉強する時は雑念を起こさず、精神が読書ばかりに集中するようにと努力することから起こり、不眠症の人は、寝る時はグッスリ熟睡するようにと願うことから起こるのであります。

一般の人は、「目的と手段」「結果とそれに至る過程」をいっしょくたに考え、すぐにでもそのようにできるかのように思い、私のいう「思想の矛盾」におちいりがちなものであります。たとえば禅でいうところの「無念無想」とか、「鞍上《あんじょう》人なく、鞍下に馬なし」とかいう境地は、みな修養修業をつくした達人の心境でありまして、だれにでもできることではありません。すぐにでもできるかのように勘ちがいをするから、かえって矛盾におちいり、強迫観念を起こして苦しむのであります。

またたとえば「金持ちになればよい」とか、「もうかればよい」とか考えるのも、単に結果だけを見た虫のよい考え方でありまして、それに至るまでの道程を忘れています。金持ちになるまでには、たくさんのムダ骨折もし、七転び八起きの困難にも堪え抜くことが必要であります。もし、ただ金持ちになることを念じさえすればよいように考えるならば、その結果は親の財産をなくしてしまうか、あるいは貧乏な人ならば共産主義者になるのがオチであります。

三輪さんのいうように、少しもムダなことを考えないようにするということは、ただそのことができる人だけにできることで、普通の人がそのとおりになろうとすれば、その考えが起こったその時からその人はいろいろの強迫観念にかかるのであります。

なお、ここで注意しなければならないことは、ある言葉とそれをいった人の関係を、全体的に観察することを忘れてはならないということであります。たとえば、「金は天下の回りもの」という同じ言葉でも、金持ちがいった場合と貧乏人がいった場合とでは、その内容も作用もまったくちがうのであります。私は三輪さんとは話したことはありませんけれども、おそらく三輪さんは肥満型の陽気な気質の人で、気の軽いアッサリした性格だろうと思います。少なくとも神経質ではありません。このような人に、こまかいことに気をつけるようにといっても、それはできないことでありましょう。大まかな人にこまかくなれとか、小胆な人に大胆になれとかいっても、それはできない相談であります。世の中にはよく、神経質の症状に苦しんでいる人に対し「気を大きくもて」とかいう人がいますが、それは同情のない言葉であります。

それでは三輪さんがなぜあんなことをいったか、ということを推量してみますと、おそらく三輪さんは神経質のコセコセしたような人を見ると、じれったくなってツイだまっておられず、「ぼくのようにつまらぬことを気にしないようにすればいいのに」という気持ちからいったものと思われます。それはちょうど、強迫観念の人に対して家族の人や友人などが、「くだらぬことを気にするな」とか忠告するのと同じことであります。

さらに三輪さんが、「そのために自分は健康で長生きする」と結論するのは、あまりに俗人的ない方でありまして、客観的な事実を重んずる学者の考え方ではありません。大まかなことと健康とがかならずしも因果関係にあるものでないことは、少し調べてみればわかることであります。

ある百七歳まで生きたおじいさんは、「若い時には毎日晩酌を五合以上もやったが、九十ごろからはたった二合ぐらいしか飲めないようになった。人間は酒を飲まなければ長生きはできない」というのが意見でありました。また、ある長生きした人は漬け物が好きで、その人は「長生きには漬け物がよい」といっていました。それと反対に、「たくあん亡国論」をとなえた学者もあります。またある人は、三十歳ごろから歯がまったくなくて、それで八十余歳まで生きたそうですが、こんな場合には「歯のない人が、摂生《せっせい》がよいから長生きする」というかもしれません。これらはみな、ものごとの一方面だけしか見ない俗説でありまして、けっして学者のいうべきことではありません。三輪さんのい い方も、これらといくらも違わないのであります。私の母は今年八十六歳ですが、七十九歳の時に富士山に登った時、若い者よりずっと元気であったほど健康であります。ところが私の母は、何でも気にする性分で、年をとってもいろいろと人のことに心をつかい、干渉もするのであります。「物ごとを気にしないこと」と「長生きすること」との間に特別の関係がないことは、これによってもわかります。

学者や詩人などで世に名を知られている人でも、自分の専門以外のことにはまったくうとく、いうことが常識はずれになることが多いものであります。

かねて私自身そうありたいと考えていることですが、いやしくも学者たる者は、日常の何ごとにつけても、その判断が理知的であり、観察が明敏でなくてはなりません。ところが世の中には、ずいぶん有名な学者や政治家などがつまらない迷信におぼれたりすることがありますが、それは理知的に物ごとを考える素養が乏しく、かねての心がけが悪いからであります。また、たとえば歌人や文学者ならば、日常の会話についても表現を工夫し、精練するという心がけがなくてはなりません。ところが文学博士でありながら、「金魚がフをたべて、おなかが大きくなった」などと、まるで子どものような言葉をつかっているような人もあります。いつか豊島園に行ったところ、池の立札に「金魚を可愛がってあげて下さい」などと書いてありました。

子夏《しか》の言葉に「賢を賢として色に易《か》え、親に事《つか》えてその心をつくし、君に事えてその身を致す。朋友と交り、言いて信あらば、未だ学ばずといえども、吾《われ》はこれを学びたりといわむ」ということがあります。私はそれをもじって、「事実を事実として気分に易え、小事も忽《ゆるが》せにせず、大事にも恐れず、細かに観察し、深く因果を思慮すれば、未だ学ばずといえども、吾はこれを学びたりといわむ」といっています。もしそれができなければ、その人はたとえ高等教育を受けたといっても、それは虚栄のためか、あるいは職にありつくためかでありまして、ほんとうに学問したということはできないのであります。

話は少し脱線しましたが、もとへもどってもう少し説明してみましょう。三輪さんにかぎらず、よく「些細なムダなことには気をとめない」とか、「つまらぬことには耳を傾けない」とかいいますがその言葉について検討すると、「些細なこと」とか「つまらぬこと」とかいうのは各人の主観によって価値づけた言葉であります。汽車の切符や荷物のことに無関心なのは、その人が旅行に興味がないからでありまして、もし旅行を必要とする人ならば、汽車の料金、それに関連して到着までの距離、時間などが知りたくなるはずでありまして、これらのことに無関心でいることはできません。

また、私のところへ診察を受けにくる人には、私がいろいろ問いただすことに対して、ろくに返事もせず、また私が注意することを聞き流しにして心にもとめず、いつまでも自分のいいたいことばかりいいつづける人が多いのであります。これもつまりは、自己流の価値批判にとらわれているためで自分で「つまらぬこと」と思うことには、私がいうことでも耳を傾けないので困るのであります。こんなことを皮肉にいえば、「つまらぬことも気にしなければならない」のであります。

次に、「物ごとを気にする」ということについて、もう少し深く考えてみましょう。私どもは、切符の気にならない人に、それを気にせよというのではありません。しかし、気になる人は、気にせざるを得ないのであります。なぜならば、気になるのはその人にとって、自分で意識しているかどうかに関係なく、必要なことであり、大事なことであるからであります。ところがそれを、「気にするのはつまらないムダなことである、気にしないようにしよう」とか考えるのが強迫観念の発端でありまして、「気にしないように」と努力すればするほど、ますます煩悶、苦痛が増してくるのであります。それで私は、「気になる人は気にすればよい」と教えるのであります。

私自身についていいますと、旅行するときには切符のことが気になります。そしてたとえば、切符が百円くらいならば一時間ほどの旅程だということも想像して、ほぼその旅行の見当がつきます。また、熱海に出かけるため数人で自動車に乗るときも、荷物がいくつあるかということにも気を配ります。また同行の娘がハンドバッグを持っているとき、それを自動車や汽車に置き忘れはしないか、ということまで気になることがあります。それは多くの人が行動を共にするとき、その中の一人でも物を置き忘れたりすると、全体の行動にいろいろの故障を起こしますから、私としてもそれに注意を配る必要を感じてくるのであります。べつに不必要に気をもむわけではありません。

このように私はいろいろのことに気はつきますけれども、いちいちそれに干渉するわけではありません。気はつきますけれども、しずかに黙っているのです。そして、ハラハラして気がもめていてもそのままで少しも心のじゃまにもなりませんし、苦痛にもなりません。それはたとえば、耳鳴りがあっても少しもうるさくなく、強迫観念があってても少しも苦痛がないのと同様でありまして、その時に耳鳴りも強迫観念も全治しているのであります。

三輪さんのように、心を経済的に使い、ムダな心づかいをしないようにすることは、私どもも若いころにさかんに試みたことで、とくに神経質の人はだれしも経験のあることと思います。それがまちがいであるとハッキリ私が知ったのは、私が五十歳近くにもなってからのことであります。

なおここで、みなさんに体験していただきたいことは、心を自由に働かせて、あまりいろいろの制限を加えないことです。私もむかしは、人の名前でも特別に必要な人ばかりを記憶しようと心がけました。また。名を記憶するのは繁雑だから、姓だけを記憶しようとしました。こんな間違った功利主義の考え方のため、私は人の名前をおぼえることが特別に下手でした。ところがこのごろでは割合に記憶がよくなりましたが、それは姓も名も、また用のある人もない人も、見るまま聞くままに自由に感じにとどめてゆくようになったからで、そうすれば案外によく記憶するものであります。たとえば私の名前でも、森田とだけおぼえるよりも、正馬という名とともに心にとり込むと、その二つの間にいろいろの連想がつき、馬のように顔が長いとか何とか、つまらぬ連想のためにかえってよくおぼえるようになるのであります。

また歴史の年数やお金の計算でも、たとえば一万五千四百三十二円とかいう数字でも、それを一万五千円ぐらいとおぼえるよりも、あっさりとそのまま目や耳からその全体を頭にとりこんでおくと、かえって正確におぼえやすいものであります。それを頭脳の経済のためだとかいって端数を切り捨てて大まかにおぼえようとすると、一万五千円を千五百円とまちがえるということにもなりやすいのであります。

学校で講義を聞くときも同様で、先生のいうことばかりを聞きもらさないようにするとかえって記憶に残りませんが、心を自由に解放して大胆に周囲の目や耳にはいるものを何でも受け入れ、同時に自分の心の中に起こる感想も自由に働かせる時には、かえってよく記憶ができるものであります。たとえば講義の最中に、外を通るチンドン屋の音でも、先生の咳ばらいや動作などまでもとりこんでゆくと、思いがけない活発な連想がその間に結びついて、それが後までも心に残るようになります。これは普通余興半分にやる記憶術の実験の場合でも同様です。これはたとえば物の名を順々に三十でも五十でもいわせてそれを記憶する法でありますが、心の中でそれを一定の場所にあてはめ、たとえば自分の家の門の外、門の内、玄関前、その入口、つい立ての前とかいうように、一つ一つの物をその場所に置いてゆくと、よく記憶することができます。こんなことは理屈ではなかなかわかりませんが、体験すればすぐわかることであります。

井上　昨日先生の家の建坪をメートル法に直して計算しましたが、二百十四平方メートルありました。それを二百平方メートルと略しておぼえておきましたが、かえってもとの二百十四平方メートルの方がよく頭に浮かんできやすいのであります。

森田　その次が二階とともに総坪数が四百二十八平方メートルでした。かえってこまかいことはこんなにおぼえやすいものです。

「長」にはなりたくない

山田（会社員）　私は「お使い根性」がなおらなくて、それにいちばん悩んでいます。私はどうも人に使われる人間で、人を使う才能がありません。どうすれば人の上に立つ人間になれるでしょうか。

森田　人を使えないのは、それがその人の気質でありますから、やっぱり人を使う人にはなれません。私も、どうしても「長」と名のつくものにはなれません。なるのが嫌いなのです。ときどきは、「長」になることをたのまれることがありますけれども、いつでも断わってしまいます。近ごろ、土佐医学会の会長というのをはじめて承諾しましたが、どうも自分の本心にピッタリきません。

井上　近ごろの社会では、何でも「長」と名のつくものになりたいという「長病」がはやっているようですね。

森田　私は「長」にはなりたくない。ちかごろの政治家や成金なども、むしろ軽蔑しています。だれも自分自身の心を深く反省すれば、かならず自分には自分の好きなことがあるのがわかるはずです。ほんとうに「長」になりたくてたまらない人ならば、やがてかならず「長」になるはずであります。「鶏頭たるとも牛尾たることなかれ」と考えるような野心家は、かならず何か「長」と名のつくものになり、それもなれなければ子どもをあつめて餓鬼大将にでもなるものであります。みなさんはときどき、何でもいいから「長」になりたがる、出しゃばりのキザな人を見たことがあるでしょう。

ところで私どもはちょっと自覚が足りないと、ほんとうは自分は「長」になりたくないのに、なりたいような気がすることがあります。それは要するに、自分の考え方の間違いから起こることであります。それは一口にいえば、自分には得られないことを得たいと望むことで、私がいつもいう「思想の矛盾」であります。自分の持っているもの、あるいは自分にラクにできることは、当然のことでありますから、とやかく思想するには及びません。ところが、自分にはなかなか得られないこと、あるいは容易に実現できないことに対しては、それに対するあこがれのために得たいような気がし、それを求めて思想し、努力し、煩悶します。それが実現不可能な努力であったときには、強迫観念になるのであります。

私どもがデパートの食堂で料理の見本を陳列してあるのを見ると、どれもこれも欲しくてなかなか決めにくいものです。自分がウナギ丼をとって、人がイナリずしを食べているのを見ると、またそれも欲しくなるというふうであります。そんならウナギ丼とイナリずしをとりかえるかというと、それはイヤです。それでは両方食べるかというと、それもできません。事実はできないのに、ただうらやむだけのことであります。

私の知っている人で、高等官一等の人と、医学博士として有名な人がありますが、この二人は親友で、医学博士の方が「自分も金モールのついた大礼服を着られるようになってみたい」といえば、高等官の方はまた「自分は君のような学者になればよかったと思う」といいます。それは医者が弁護士をうらやみ、大工が左官をうらやむようなものであります。

人の職業や性格をうらやんだりするのは、自覚が足りないからであります。自覚とは、自分は果たしていかなるものを好み、何を人生の目的とするかということを、正しく、かつハッキリと認識することであります。この自覚ができると、さきほど「どうすれば人の上に立つことができるか」といった山田君も、じつはかならずしも人の上に立つことが自分の人生の第一目的ではないということがわかるでありましょう。

私は、年少のころにはもちろんいろいろのことに迷いましたけれども、「四十にして惑わず」というふうに、その年代から会長も代議士も、ワイロもみなイヤだということがわかりました。自分には自分の抱負があり、やりたいことがたくさんあります。そのやりたいことをやるために、地位を得るためにお辞儀をするヒマもなく、金をもうけるためにおもしろくもない努力をすることはもちろんできません。人を使うことも、人の下で使われることもできなくて、独立独行で自分の研究欲を満足させたいのです。高等官の地位と自分の研究をとりかえることができるかというと、それは他人のイナリずしを自分のウナギ丼ととりかえることができないのと同様に、できないことであります。

ただし、生来よく食べる人は、その両方を食うことができるように、頭のよい人はたとえば森鷗外のように、軍医としての名誉と、文学者としての成功の両方が得られることがあります。しかしそれも、自分自身を知る自覚のある人だけにかぎることです。自覚のできない人は、自分に大きな力量がありながら強迫観念に悩んでいる人のように、自分の劣等感にとらわれて何もできないようになるのであります。

自分自身を知れ

香取　事業をやっていますと、自分の仕事よりも他の人の仕事の方がよりよいように思われてなりません。私は学生時代数学が好きでしたから、それに関係した方面に進めばよかったと思うときもあります。私はこれまでいろいろの事業に手を出し、船の方もやりましたが、いまでは南洋貿易をやっています。ずっとつづけて船の方をやっていたら、何億円ももうけることができたかもしれない、などと思います。しかしその方面に進んだ私の友人たちは、二人ばかり一時は成功しましたけれども、いまは二人とも形なしになった上に、数千万円の借財を背負い込んでいます。一方、私の南洋貿易の方は、大きくはもうからないけれども、どうにか経営は成り立っています。こんなふうでありながら何かにつけて人のすることがよいように思われがちなものです。

野村（医師）　私も若いころは小説家になりたかった。医者になったいまでも、小説家の方がよかったのではないかと思うことがあります。

根岸　私は中学卒業のころ、非常に文学にあこがれをもち、文学者になりたいと思いました。しかし森田先生の教えにしたがって商大を卒業しました。いまは、子どもが病気してから医者になればよかったと思うことが多いのです。

森田　私もむかしはそのように考えたことがたびたびありました。私どもは思想することがおもしろい。思想は、自分の希望するところから起こります。実行と実際生活とは、思想よりも確実なものでありますが、実際生活を三度のご飯とするならば、思想はたとえば間食のようなものでありましょう。三度々々の食事だけでは味気ない気持ちもするでしょうが、実際はそれだけで生活は充分できるのであります。

人の職業がよいように思われることの第一条件は、自分の境遇については苦痛の方面ばかりを見てその成果はあまり見ようとしない傾向がありますが、他人の境遇についてはその成果の方面ばかり見て、それに至るまでの苦しみや努力の方を見ないということであります。たとえば人が着ている上等の着物をうらやんで、それを手に入れるために払った高いお金のことは思わず、代議士の派手な日常を見て、その人が多くの選挙民に対して挨拶をしてまわる苦労のことは考えないようなものでありま す。

年をとり経験を積んでくると、人はしだいに世の中の苦と楽の両方面を素直に見ることができるようになって、初めて自覚ということもできるようになります。古語に「人を知るは智なり、自ら知るは明なり」ということがありますが、この「自ら知るの明」がすなわち自覚なのであります。

私が現在、自分で満足していることは、自分が精神病学をやったということであります。それによって、私はあらゆる人びとの心理を研究することができ、天才、偉人、変態者など、人間精神のさまざまな様相を知ることができました。また、「破邪顕正《はじゃけんしょう》」といって、私どもは変態ということを知ることによってはじめて正常ということを明確にすることができますが、私は変態心理を究めることによって正常な心理、ひいては正しい生き方を知ることができました。

私は精神病の研究によって、天才は変態者であり、偉人は凡人の大なるものであるということを知ることができました。単に心理学や哲学をやったばかりでは、こんなことには気がつかないのであります。天才とは、精神のある限られた特殊の部分が発達したものでありまして、発育異常であり変態であります。たとえば肉体的にいえば、非常に肥満しているのはけっして見かけのように健康ではなくて、心臓麻痺にかかりやすい、というようなものであります。

教育上のことについても、普通の児童ばかり扱っていては、その教育法の欠点や間違いはなかなかわかりません。精神薄弱児や変質児を教育することの経験を積んで、はじめて教育上の正しい見解を得ることができるのであります。イタリーのモンテッソリー女史は、精神病学出身で多年精神薄弱児の教育を経験して、はじめて幼稚園教育の新しいあり方を発見したのであります。

精神の健康な児童に対しては、すいぶん間違った無理な教育をほどこしても、児童の精神的な抵抗力がつよいために、その弊害に耐えることができ、またそれがかえって精神の鍛練にもなるという二重の効果を上げることにもなります。それは肉体的にいえば、胃腸の健全な人は何を食べても栄養になり、悪いものを食べることによってかえって胃が丈夫になるのと同じであります。温灸療法といって多食主義を実行させるものがありますが、この療法では三食のほかになるたけ間食をさせ、数ヵ月の間に数貫匁《かんめ》も体重が増すことがあります。神経衰弱の療法でも、むかし過食療法の効能が宣伝されたことがあります。健康な胃腸をもった人はこのやり方で体重もふえるでしょうが、ほんとうに胃腸のわるい人にとっては、体重がふえないばかりでなく、ますます胃腸を悪くすることになりましょう。健康な人間だけを扱っている場合には、その方法の欠点は少しもわからないのであります。またこのように過食して肥満したところで、けっしてそれはほんとうの健康ではないということに気がつかないのであります。こんなときにも、胃腸の弱い人を治療した経験があると、はじめて正しい健康法の要点がわかるようになるのであります。

健康な児童ならば、叱ったり、残酷な取りあつかい方をしても、かえってそれが将来の大人物になるための鍛練になることがあります。しかし、精神不健全な児童の場合は、残酷な取りあつかいをすることによって、ますます不良者をつくり出すことになるのであります。

なお、香取さんがいった、「数学が得意だったからその方面に進んだらよかったと思う」ということについてお話しします。多くの人が、自分の将来の方針を立てて、あるいは職業を選ぶ場合に、このような考え方をすることが多いものであります。しかしながら、私どもがそれぞれの運命を切り開いてゆく上で大事な条件は「素質」と「境遇」でありまして、「素質」だけで将来の方針が決められるものではありません。私どもの運命は、この二つの条件の複雑な組み合わせと、変化流転とによって成り立つものであります。したがって、「素質」だけに重点を置くよりも、境遇にしたがいつつ、変化流転に適応してゆく心がけがもっとも大事であると思われます。この場合も、「素直な心」「さからわない心」というものが大切であります。

足が強いとか、手先が器用であるとか、数学がうまいとか、記憶がよいとかいうのは素質であり、金持ちの家に生まれたとか、貧乏な家に育ったとかいうのは境遇であります。私どもはその境遇にしたがいつつ、自分の人生の目的に向かって前進する努力を怠ってはなりません。少し数学や文学の才があるからといって、そのことばかりにとらわれては、功利主義の弊害におちいり、小才子となることが多いように思われます。自分は発明が好きだからといって、境遇を無視してそのことばかりやろうとしたら、社会に適応することができず、けっしてエジソンのようにはならないでありましょう。あるいはまた、自分は武道に興味があるからといって、はじめからその方で身を立てようと考えたら、けっして山岡鉄舟のようにはならないでありましょう。

芸術家などには、社会に適応できず、そのために不幸な運命をたどった人が多いようです。島田清次郎や芥川龍之介は本ものの精神分裂症でありました。人妻と心中した有島武郎も、その作品を見ると、要するに思想の人にすぎないことがわかります。ルソーも天才であって半狂人でありました。これらの狂人や半狂人を、自分の目標にするのは感心できません。私は前から、凡人主義をとなえています。平凡は円満でバランスのとれた状態でありまして、天才や狂人のような奇型、変質ではありません。その凡人が修養してえらくなったのが偉人であります、それが、私の精神病学の研究から得た知識であります。芸術家でも、森鷗外のような人は、凡人の大きなものではないかと思います。医学の研究も、軍医総監の仕事も立派にやり、文学や哲学にも精通した人でありましたが、人間としては奇抜でなく、絶えざる努力を惜しまない人でありました。

2　心の流転

欲望の発動

布留　勉強しているとき、遊びに行きたいと思いだすと、いくらおさえようとしてもだめです。たいていは欲望に負けてしまいます。そんな気分が出ると、がまんしようとしても、どうにもしようがありません。しまいには、やぶれかぶれで遊びに行くということになります。そんな時は、どんなに苦しくても、がまんして本を読むようにしていた方がよいでしょうか。

森田　遊心勃々《ぼつぼつ》というところですね。それは、朝寝はどうして治すかということと同様です。どちらも「思想の矛盾」、つまり「悪智」が尽きたときに自由にできるようになります。この勉強と朝寝の両方を並べて説明すると、わかりやすくなります。

いまの勉強の問題は、「遊びに行きたい」という欲望と、「勉強しなければならない」という気持ちとを、どちらもそのままわれわれの心の事実を認め、それを両立させて自由に開放、発展させておくと、必要に応じては楽に勉強もでき、それほど勉強の必要もなければ愉快に楽しく遊びに行くことができ、心にとらわれがなく、自由に適切に行動を選ぶことができるようになります。

それと反対に、「遊びたいというようなのんきな気持ちを起こしてはならない」とか、「勉強に興味を起こし、身を入れるようにしなければならない」とかいうように、「何々すべし」ということを強《し》いますと、それは、「毛虫をいやらしいと思ってはならない」とか、「苦いものを甘いと思わなければならない」というのと同じで、われわれの心の事実を否定しようとするものでありますから、不可能を可能にしようとする努力となって果てしがなく、私のいう悪智となるのであります。それで、「ずぼらではいけない」ということと、「身を入れなくては」ということの二つの間の葛藤となり、循環論理となって、どこまでいってもきりがなく、のれんと相撲をとるように奔命《ほんめい》に疲れ、しまいにはやぶれかぶれで遊びに行く、というすてばちの結果になるのであります。

このようなムリな態度でなく、楽々と本の上に目を走らせながら、「上野に行こうか、浅草にしようか」と考えているとか、あるいは「あの映画を見たいなあ」とか気ままに思いめぐらしながら、一方にはこの本をもう一ページとか、この章だけを――とか考えて読んでいるうちに、その本の中の自分と同感のところやあるいは賛成できない説にぶっつかると、ついついその方に心がつり込まれて読書の興味に没入するようなことにもなるのであります。

悪智の葛藤がないと、煩悶がなくて自由になります。試験などが迫って必要なときは勉強するし、今日は頭がボンヤリして腹の具合もわるいとかいう時には、ひとつ運動して遊んでこようというふうに、その時と場合とに応じてちょうどに適応するようになるのであります。

次に朝寝のことについて説明してみます。「もっと気持ちよく寝ていたい」ということと、「ずぼらではいけない、早く起きなくてはいけない」ということとの間に葛藤がある間は、なかなか起きられないものです。「思いきって、床を蹴って起きなくちゃ」とか何とか、都合のよいことばかり考えながら、ちっとも床を蹴らないのであります。

佐藤君が、いつかの形外会で「朝寝ているとき、心の内に葛藤のある間はなかなか起きられないが、考えが尽きた時にフッと起きるものである」といったことがありますが、そのとおりであります。

しかし、もう一歩深く自己内省を進めてみますと、単に考えが尽きただけでは、ただウトウトとして寝ているばかりで、まだ「起きる」という衝動は起こらないのであります。しかし心の葛藤が尽きたとき、そこにはじめて欲望の衝動が発動してきます。たとえば、「腹が減った。飯が食いたい」とか、「昨日弱っていた池のコイはどうなったろうか」とか、「今日の講義のことを忘れていた」とか、さまざまのことが頭に浮かんできて、それが衝動になって、はじめて床を蹴って起きるようになるのであります。そして、葛藤の尽きる時が衝動の起きる時か、衝動の起きる時が葛藤の尽きる時か、どっちが先ともつかない同時的なものと見る方が適当であろうと思われるのであります。

朝寝の習慣がいつまでも治らないという人は、いつまでもこの悪智にとらわれていて、それから脱することができないからであります。「どうすれば朝起きができるか」「どうすれば読書に興味が得られるか」とか考えるうちは、ますますこの悪智から脱することができないようになるものであります。

私どもの心は「作為」すなわち「はからい」の心がなくて自然のままにあるときには、兼好法師が「筆をとれば物が書かれ、杯を見れば酒を思う」といっているように、事に触れ物に接して、たえず心が発動するものであります。

朝寝ている時にも、池のコイのはねるかすかな音にも「昨日入れたコイはどうであろうか」と気になり、机の上の一輪ざしが目にとまっては「昨日外へシャボテンの鉢を置き忘れていた」とかいうことを思い出し、それが床を蹴って起きるという衝動になるのであります。「心は万境に随《したが》って転ず。転ずるところ実に能《よ》く幽《ゆう》なり。流れに随って性《しょう》を認得すれば無喜亦《また》無憂なり」といって、もし心が自然のままであった時にはその発動がさかんであって、周囲に適応することがきわめて微妙であり、強盛であることを体得することができるのであります。

神経質の人が強迫観念にかかり、この難関を通過し、これから解脱した時、はじめてこの「心は万境に随って転ずる」心境を体得することができるのであります。それは、強迫観念は実に人生の煩悶の模型的のものであるからであります。たとえば「人の前では恥ずかしい」「むずかしい本を読めばいやになる」とかいう当然の心の事実を、そうあってはならないとがんばり、その心を否定し、圧迫し、回避しようとする不可能な心の葛藤であるからであります。

この強迫観念が治れば、その人はいままでとはうって変わって早起きになり、勉強家になり、従順になり、親孝行になるのであります。そしてその人たちは、自分ながらその変化の不思議さに驚くのであります。それは、われわれの自然本来の性能が発揮されるからであります。クモが巣をつくるとか、リスがクルミを土の中に埋めて貯えるとか、動物には不思議な本能というものがありますが、人間にはそれよりもさらに、不思議な適応性の本能があるのであります。

布留　私は夜寝るときには、本がおもしろくて明日の朝読もうと思って楽しんで寝るんですけれども朝になると思い出しませんし、なかなか起きません。読みたいという欲望はありすぎるのに、早く起きないのはなぜでしょうか。

森田　ちょっとむずかしくいうと、欲望とか何とか、抽象的な文句がいけない。私どもには、「本を読みたい」とかいう抽象的な感じが事実においてあるものではない。ただ、ある特定の本を読むときに、おもしろかったり、わからなくてイヤになったり、時々刻々に変化してゆくものであります。抽象的な思想が働かないときに、「心は万境に随って」たえず変化してゆくのであります。

この心の変化のありさまをもっともよく知ることができるのは夢であります。それは、私どもの心のもっとも自由な流転の状態であるからであります。

たとえば、お正月に宝船の夢を見ようと、けんめいにそのことばかりを考えて寝ると、けっしてその夢は見ないでまったく思いがけない夢を見るのが普通であります。それは、私どもの連想はけっして一つのことだけに停滞してはいないで、自由に流転してゆくからであります。眠りが少し浅くなった時に、その流転の中のある観念が感情を刺激して意識をよび起こす程度になった時に、それが夢になります。もしその刺激が弱すぎれば、意識がなく、あるいはすぐ忘れる程度の観念連合であり、刺激が強すぎれば目がさめて夢が破られるのであります。

夢を見ているときの連想の流転のありさまは、私どもが夜寝つくときにしずかに自分の心を観察すれば、容易にわかることであります。たとえば、宝船のことを考えていると、七福神―布袋―腸満―開腹手術というふうに変化して、医者ならば宝船の夢は見ないで、外科手術をして汗を流す夢を見るのであります。

これと同じように、夜寝る時に読んだ本がおもしろくても、その本を閉じれば連想はすでに流転してしまって、朝、雨の音を聞くとか、納豆売りの声を聞くとかすれば、かえって眠りをもよおす連想ばかりになる、というふうであります。これによっても、朝起きにはそれに相当する衝動を起こすだけの刺激が必要であることがわかるのであります。

なおついでに、自分で思うとおりの夢を見る場合のことをちょっとお話します。小野小町の歌に、「いとせめて恋しきときはぬばたまの夜の衣をかえしてぞ着る」というように、「寝巻を裏返しに着て寝ると恋人の夢を見る」という諺《ことわざ》があります。これは私も実験したことはありませんが、むかし私の中学生の時代に、「帯を枕元に置いて寝るとヘビの夢を見る」ということがいわれていました。おそらくこれは、「だらしなくてはいけない」といういましめかとも思われますが、私はそれを試してみたところ、一、二回ヘビあるいはそれに似た恐ろしい夢を見たことがあります。しかしその後、遠足などの時、何の気なしに帯を枕元に置いて寝ても別にそんな夢は見ません。ただ、ためすときにだけヘビの夢を見るのであります。これは「条件反射」ということで説明できるかもしれません。

これは帯とヘビとの連想によって、寝苦しいということからその恐怖心が開発されるのでありましょう。また、「寝巻を裏返しに着て寝ると恋人の夢を見る」というのは、裏返すということと恋人との連想により、あるいは寝巻の窮屈ということから、恋人に対する切ないあこがれが開発されるのかもしれません。すなわちこの場合には、観念の自由連合ではなくて、ヘビのおそろしさとか、恋人にあこがれるとかいう心の執着が、窮屈とか苦しいとかいう身体の感覚から導き出されて、その気分に相当した夢になって現われるのだと思います。

なお、ここで話は別のことになりますけれども、「自由連想」ということについて、みなさんの参考になると思われることをお話してみます。私の家庭のことを例にとりますが、私の妻は最近まで毎朝亡くなった子どものことを思い出して苦しそうにうなるので困りました。私でも、もとより何かにつけて時々胸のふさがるような思い出の起こることがあります。

こんな時に、自由に大胆に、捨て身の態度で思うがままに思い進めてゆけば、その連想の流れが過ぎ去ってゆくありさまは不思議なほど早いものであります。たとえば、子どもが「胸がつまって呼吸ができない」といった時のことを思い出したとします。それからいつとはなしに連想して、酸素吸入―オゾン―海―熱海―森田館ではみんなが待っているだろう、行ってみようか、というふうに心が開けてくるのであります。

これに反して思い開きのできない人は、まず自分の胸の苦しさに胆をつぶして、もしこんなことを思いつづければ、身も世もあらぬことになるだろうと恐れ、それを思わないように、気をまぎらせるようにと、反対の方向に努力するので、自分自身で心の葛藤を起こし、いつまでも苦しみから抜けられなくなるのであります。これがすなわち煩悩であって、強迫観念と同様の形をなすものでありま す。これが一般の人が子どもを亡くした悲しみから長い年数離れることのできない理由であります。

私はこんなとき、すぐ捨て身の態度になることができます。私にとっては、亡児の可愛さは、自分の命以上であります。だから、亡児のことを思い出して苦しいからといって、その苦しさをとやかくしようという考えは出てこないで、そのままに悲嘆の中に突入するので、この悲しみが直ちに過ぎ去ることはちょうど夕立のようなものであります。

なお、この捨て身ということは、武道の体験がある人にはよくわかります。柔術でもはじめのうちはどうしても相手に対して逃げ腰と反抗的な態度に出るのをやめることができません。そんな間は投げられもするし、怪我もしやすいものです。それがしだいに上達して初段ぐらいになると、自然に捨て身の態度ができて、相手の身辺に寄りそい、くっついてゆくから、当て身をあてることもできず、相手は手の出しようがなくなるのであります。

おもしろく勉強ができる

鈴木（学生）　私はここから退院して、五月十日から学校に出ました。長い間欠席した上に退院した月の二十五日から臨時試験です。二週間ばかり一生懸命勉強しましたが、思いがけなくよくできて点数は、九十三点でした。その後七月の初めから本試験がありました。ちょうど下痢していて、おかゆをすすりながら勉強しました。父母は、車に乗ってゆけといってくれましたけれども、私は学校まで歩いてゆきました。暑くてフラフラしたほどでした。この時は成績が悪いかと思いましたが、結果はクラス一番になって、二番の者より平均点が四、五点上でした。

退院後の勉強の仕方は、強いて勉強しなくてはいけないとかいう心がまえは少しもなく、ただ机の前にすわって本を開くというだけであり、あるときは父母のいる部屋に机をもっていって勉強したこともあります。それでいて、わけなくおもしろく勉強ができて、今まで想像もできなかったような力が湧いてくるのをおぼえて、これなら人にも劣らぬという自信ができたのであります。

以前は、勉強するのにもずいぶん気むずかしかったので、父が私に園芸の方に趣味を持たせようとして花などいじるようにいいましたが、その当時は「勉強しなくてはいけない」と思いながら花をいじっていましたから、少しも気乗りがしませんでした。退院後は父にすすめられるままに、イヤイヤながら盆栽の植えかえなどをしましたが、やっていると自然にそれがおもしろくなります。次にまた書物を読みはじめると、すぐ書物の方に心が引きつけられます。そんなふうで、心はその時その時に応じて変化してゆきますので、以前のようにイライラしてカンシャクを起こすということはなくなりました。いまはそんなことにもなれてしまって、気がつかなくなりましたけれども、その当時は自分が非常に変わったことを自覚させるのに充分なものがありました。その後高等学校から大学にはいる時に一年浪人しました。多くの浪人たちは、つまらない、つまらないと大へん勉強を苦しがっていましたが、私はわりにほがらかに勉強することができました。

森田　鈴木君はいま事実を話しています。こうしなくてはならないということはいっていません。鈴木君にかぎらず、ここで治るとだれでも、このような心境になるからおもしろいではありませんか。

草光　わかりました。私は今まで、ただ勉強しなければならないとあせりながら、しかも机の前にすわるということをしませんでした。

井上　また旅館のことをお話しますが、私どものところはすべてに倹約でムダを嫌うというやり方であります。番頭もはじめのうちは、それを軽蔑するというふうが見えましたが、いまではムダに金を使うのがおしくなったといって喜ぶようになりました。この手拭いも去年奥さまからいただいたもので、いまだに使っています。靴下でも友人が三、四足もはきつぶすところを、私は一足ですまします。それはみな、ここでの修養のおかげであります。こういうやり方を世の中に広めたら、国を富ます上にもずい分役に立つのではないかと思います。

またこの間は、旅館でお客さまを叱ったことがあります。それは「自動車のくるのがおそい」といって、石井さんという事務の人を自動車屋まで呼びにやったのです。「そんなことをされてはこっちの仕事にさしつかえができるから困る、電話でさいそくすればよい」といって、小言をいってやりました。また夜は十一時になると玄関の戸をしめるのですが、二晩つづけて十二時すぎに帰ったお客がありました。二度目のときはなかなか開けてやらないで、「ここの宿屋では、お客さまでもだらしがないのは困る」ということを申しましたら、お客さまも腹を立てるかわりに、「ここの宿屋は堅いから、安心して知人を紹介することができる」といって、後でほめてくれました。

苦しみがなければ喜びもない

香取　私は先生のところで修養しましたが、もう一だん高い修養をすれば、ラクに仕事ができるようになるかと思い、多くの高僧、知識の門もたたきました。賀川豊彦先生のところに行きましたところ、先生は、人と対座していてもいつも感謝の念にあふれているといわれます。先生は目が大へん不自由で、拡大鏡を使わないと字が読めないそうです。それで書物は人に読ませ、原稿は口述で書かせられます。それでいて、あれだけの仕事をなさっています。あるとき私がお訪ねしたときのお話に、「翌日までに十万円の金の工面ができなければ神戸の方の会がつぶれるということになって困っていたところに、折よく某氏がやってきたのでその話をしたところ、さっそくその十万円を出してくれることになった。こんなことはみな神のおかげである」と、心から感謝されるのです。

森田　「感謝」とかいうことは相対的なもので、「恨む」とか「のろう」とかいうことと対立したものです。「十万円を得た」ということと、「十万円分だけ働いた」ということは、同一のことがらの表裏両面です。その「十万円を得た」のを喜びといい、「働いた」のを苦痛というのは、単にその一面だけをとりたてて強調し、人の注意をうながすというにとどまり、実際は必ず、その両面が切っても切れないように密着し連関しているのであります。だから賀川さんが「感謝」と名づけている気持ちは、じつは香取さんが「もっともっと仕事をしたい」とじれったがる心や、私の「あれもしたい、これもしたい」と気のもめる状態の反面であり、結局は同一のことがらであります。「働く」というあせりと苦しみには、必ず出来上がりの喜びと楽しみがあります。だから、ただ一面だけを見て、他の面を見落とさないようにすることが大事です。

賀川さんがある人から十万円をめぐまれたという「感謝」は、神戸の会のために十万円を「犠牲」にするということの反面であります。犠牲心のまったくないところに、十万円をめぐんでくれる人があるはずがありません。すなわち、その十万円の収入と支出は差し引きゼロになるはずであります。私は科学者として、その事実をありのままに見るだけで、強いて「苦痛」とか「感謝」とかいうことを高唱しないで、ただ「その全体を見のがすな。認識不足があるな。事実唯《ゆい》真であるぞ」と教えるのであります。

この「感謝」ということは、宗教生活には欠くことのできない条件になっています。それは科学者が「事実唯真」ということを、もっとも大事なこととするのと同様であります。とくにキリスト教や真宗は、この「感謝」ということを強調する傾向がつよいようで、つねに感謝の仕方を工夫し、練習するのであります。たとえばつまずいて倒れると、「交通事故で大怪我をする人もあるのに軽い怪我でありがたい」と感謝し、人になぐられて痛ければ、「痛みのあるのは麻痺していない証拠で幸福である」とか、十日も病気して死ねば「即死でなくてよかった」とかいうように感謝します。（笑声しきり）

哲学には、厭世観とか楽天観とかいうものがありますが、それはみなそれぞれの哲学者の自分の気質から割り出した人生の一方面だけの観察にすぎず、一歩誤れば理論の遊戯になります。

さて賀川さんの「感謝」と香取さんの「ラクに能率を上げたい」ということとは、元来同一のことがらでありまして、ただその見方がちがうだけです。つまり香取さんは、たえず気がもめてハラハラするという喜びであり、賀川さんは、ありがたい、ありがたいというハラハラであります。私は今日、六人の患者を診察し、つづけざまに五時間もしゃべりました。そしてまたこの形外会でしゃべらなければなりません。これが私の感謝であり、同時にハラハラでありまして、同一のことがらでありましょう。形外会には、このようにおおぜいの人がきますので、私も気がもめてその日は食が進みません。このうるさくて気のもめることが同時に感謝です。みなさんが私を慕って集まって下さり、私に気をもませて下さるということは、ありがたいことでなくて何でありましょう。だれもきてくれる人がなく、ウツラウツラと昼寝でもしていれば、どうして感謝の生活がありましょう。

思想の低級な人は、何もせずにいることを安楽というかもしれませんが、事実はそうでないということは、私のところの絶対臥褥療法で「寝るほど苦しいものはない」という体験をすることによって、身にしみてわかることであります。

賀川さんはいたるところでひっぱりだこで、大講演にいとまがありません。すなわちいつも大感謝であります。私は少数の人びとから喜ばれます。すなわち小感謝があるわけであります。ものごとの一面だけを見て、うるさい、気がもめる、もっとラクにできないか、というのが香取さんの考え方であります。じつは、賀川さんも、香取さんも、私も同一もので、ただその大小がちがうだけでありまず。人間の「喜び」も「感謝」も、みな自分の力量発揮の結果でありまして、けっして酔生夢死が幸福ではないのであります。

現在になりきること

森田　物ごとを言葉でせんさくし、解釈しようと思うときには、どうしてもその言葉の意味をつきつめてかからなければなりません「煩悶の解決」について考える場合には、「煩悶とは何か」ということをまずはっきりさせなければなりません。

「金がなくなった」、「働かなくちゃならん」、そんなことは煩悶とはいいません。煩悶とは心の中の争いです。欲望と恐怖の闘争です。「金がなくなった。残念なことをした」とか、「働かなくちゃならん。苦しいことだ」とかいうのは、そのままであれば心の争いではありません。「あのときにあんなことをしなければよかった。もしあんなことをしなかったら、こんな苦しい目には会わなかったろうに」とかいうのは、どうにもならない過ぎ去ったことをあれこれと悔やむもので、こんなことを「繰り言」といいます。こんなことをくり返し思い出し、くり返し口走ると、これに関連したくやしい残念なことがらばかりが思い出されて、苦しい思いがつのるばかりであります。ここまではまだ心の闘争ではなく、煩悶ではありません。しかしこの「繰り言」は果てしがなく、そのために心がとどこおり、胸がむしゃくしゃするので、しまいにはそれを思い捨て、あきらめようと、後悔の思いをみずから圧迫し否定し、あるいはそれから逃避し、気をまぎらそうとします。ここではじめで、「思おうとする心」と「思うまいとする心」との争いが起こるのです。それが「煩悶」であります。強迫観念の原理も、それとまったく同様であります。

苦しいことを苦しいと思い、残念なことを残念と思うのは自然の人情でありますから、腹がへったときに食べたいと思うのと同様に、それをどうすることもできません。これをそうでなくしようとするのは、まったく不可能のことでありますから、あせればあせるほど苦しくなり、ひとり相撲で疲れてしまうのであります。それが「煩悶」であり、「強迫観念」であるのであります。

私の著書、『神経衰弱と強迫観念の根治法』の中に達磨大師の仏性論があげてありますが、その中に「故に至人はその前を謀らず、その後を慮らず、念々道に帰す」ということがあります。その文字にとらわれるとその解釈はむずかしいでしょうが、わかりやすくいえば、次のようなことでありますす。「悟った人は金をなくしたとかいって以前のことの繰り言をいったり、あてにもならぬ未来のことを空想するようなことはしない。ただ念々道に帰して、その時その時の現在において全力をつくす」ということでありましょう。この「念々道に帰す」こと、つまり「現在になりきる」ということが、ちょっと言葉や理論では教えることができません。ただ体験するほかに会得の道はないのでありますす。たとえば株価が暴落して私の生活費がなくなったとします。もとより残念でなりません。自然の人情ですから、だれでも同様です。ただ残念だった、それきりです。

むかし私の父が、石井借銭王の商業銀行がつぶれたために、大金を損したことがあります。利子が少々高いために、他の銀行からいまの金で五百万円ほどの預金を引き出してこの商業銀行に預けかえたのです。ところが思いがけなく、その翌日その銀行は支払い停止になりました。私の妻がまっ先にこのことを聞き知って、残念がって父に報告したとき、父はただ「しまった。先手を打たれたな」といったきり、その後一度もこのことについて繰り言をいったことはなかったのであります。これが達磨大師のいう「その前を謀らず」ということではあるまいかと思います。

香取さんも先ごろ十七歳のお嬢さんをなくされ、私も二十歳の一人子を亡くしました。亡くなったときは、私も悲しみのあまり声をあげて泣きました。これほど悲しいことはありません。絶対です。ただそれきりです。どうすることもできません。その後も思い出すたびに、最大限の悲しみがあります。ただそれだけでありまして、私には繰り言もなければ、この心持ちを否定したり、曲げたりしようとする気持ちは毛頭ありません。「ああ苦しい、どうすればよかろう」とか、あきらめよう、思い開こう、気をまぎらせようとかいうことはまったく考えないのであります。

次に、金がなくなったから働かなければならない、これが将来に対する欲望であります。苦しくてもがまんして働かなければ仕方がありません。それきりです。私は年もとり、身体も弱いから、これからさき半年の命があるか、それとも五年、七年と生きのびるか、そんなことはまったくわかりません。それで働くことについても、死ぬまでにどれだけの仕事ができるか、少しも見積りはつきません。しかもこれだけ仕事をすればどれだけの借金が払える、これだけすれば貯金がいくらできるとか空想しながら、それを少しもアテにしないでその日その日の現在を最大限に働いています。つまり未来をあこがれてあわてふためくこともなく、身のほどを忘れて無理をするということもないつもりであります。

なお、「念々道に帰す」ということの実例をあげますと、私は高い診察料をとって患者の診察をするときも、ゴミやワラなども捨てないで整理してそれで風呂たきをするときも、無報酬の原稿を書くときも、つねに最善、ベストをつくしてやっています。仕事も遊びごとも、私にとっては同じ熱心さであります。

とくに自分ながらおかしいと思うのは、将棋をさす時に、負けたらしんからくやしがり、勝ったらしんから喜びます。そして四、五番もやったのちには、何番やって何度勝ったかということも忘れているのであります。ただ現在になりきっているだけであります。だから勝った誇りも、負けた恨みも少しも後には残らないのであります。言葉の上の説明では、宗教家のいうこととまったく違うので、その道の専門家からはもとより批判されるでありましょうけれども、私はただ自分の体験と自覚からこのように考えるだけであります。

なお「現在になる」ということについてみなさんにご注意したいことは、金をなくした残念さと、働かなくてはならないという本意なさとを、まったく別個のものと感じ考えて、これを差し引き勘定しないようにすることであります。たとえば、前に人から損失をかけられたことから、こんど別の人と取り引きするときに詐欺してやろうというように、前のことと関係をつけないようにすることであります。働いて苦しくなると、前に金をなくしたことが思い出されて残念です。しかしそれは、冬寒い時に今が夏であればよかろうにとかいうのと同様で、まったく関係のないものであるということを多くの人は気がつかないのであります。

以上述べたように、私どもは残念はそのまま残念になりきり、働きたいという欲望はそのまま欲望になりきり、いたずらにその両方を無理に関係づけてこんがらかしたり、人情自然のことを強いて否定したり、圧迫したりすることをやめさえすれば、香取さんのいうような悩みや煩悶はなくなり、強迫観念も霧散して、私どもの生命のエネルギーが最善の活動をするようになり、いわゆる「念々道に帰す」ということになって、人道をはずれないことにもなるのであります。

早川　心の中で欲望と恐怖の争いがあるのが仕事であって、その争いがないのが遊びではないでしょうか。

森田　そんな屁理屈は何の役にも立ちません。禅では仕事に熱中することを「遊戯三昧」といっています。三昧とは「なりきっている」状態であります。私はそれを「ものそのものになる」といっています。診察をすれば、何とかしてその患者を適切に治したい。風呂たきをすれば、ゴミをうまく整理して上手にたき、一同にとどこおりなく風呂にはいらせたいと思い、原稿を書けばなるたけ人に読みやすく、理解しやすく、すぐ実際に役立つように書こうと一心不乱になります。これが「三昧」であります。それは子どもが砂いじりをしたり、積み木をしたりする心持ちと同様でありまして、主観的には仕事と遊びの区別はありません。

そうでなく、自分はこれだけの月給をとっているからそれ相当の勤務をしなければならない、古人は「一日働かざれば一日食わず」といったから風呂たきもしなければならない、人に頼まれたことはそれをイヤがるようではいけない、とかいうのが義務観念であり、君のいう仕事でありまして、三昧にならないのであります。

「世の中に我というもの捨ててみよ、天地万物すべて我が物」という歌があります。この「我を捨てる」ということは人が思いちがいやすいし、またじつは不可能なことでもあります。それで私は、「何ごとも物そのものになってみよ、天地万物すべて我が物」というふうにいいかえています。

いま千円札が風に吹き飛ばされているとします。ハッと思って追いかけてそれをつかむ。そのときは「物そのもの」になっています。そうでなく、千円札が飛んでいるのを見て、「あれはだれのであろう、自分の札はガマ口の中に入れたから飛ぶはずはないが……」とか考えているとすれば、それは「人の物」であり、物そのものになっていないのです。

また幼児が井戸のそばにはい寄っているとします。おどろいて裸足で飛び出してそれを抱き上げる。それが「物そのものになる」ことであります。そうでなくて、「あれはどこの子かしらん。子ども一人ぐらいはどうでもよかろう」とか考えてほっておくとすれば、それは「他人の子」であります。

街の大掃除をやっているところを通れば、風呂の燃料になるものがたくさん捨てられています。それを見て、捨てないでそれを活用すればよかろうにと思い、また青物市場に行ってたくさんの人が食べられるくらいの青物が捨てられているのを見ると、ああ惜しいことだと思い、すべて物そのものの気持ちになれば、自分のもの他人のもののへだてなしにすべて自分の物を大事にする心持ちと同様になってしまうのであります。

水谷　今日、先生がお庭で、バラの木の葉に小さな虫のフンがたくさんにあるのを指されて、

「これを見ると虫のいることがわかる」といわれます。なるほどよく見ると、その上の方の葉に小さい青虫が一杯たかっています。虫は保護色をしているので容易に見つけることができませんが、フンは黒いのですぐ見つかるのです。先生はこのとき、私ども患者たちにこういわれました。私からこんなことを指摘されて、すぐ「ははあ、なるほど、おもしろいことだ」と感ずる人は上等で、知識は「日に新たに、また日々に新たに」進歩するようになる。一方、「今日は一つよいことを覚えた。書きつけておかなくてはならない」とかいうのは下等である。さらにまた、「ああ自分はこんなことにも気がつかない。もっと注意を働かすようにしなければならない」とかいうのが最下等で、それが「悪智」であり、心は内向的で自分のことばかり考えて、少しも物を観ることができません。せっかく教えられたバラの虫取りに手を出すことができず、悪智のために外界からはいってくる知識の門戸が閉ざされてしまう、ということであります。

心に流転が始まったときに治る

山野井　前にこの会に熱心であった人が、その後雑誌の購読も断わり、形外会も脱会するということがあります。これはよく治らない人に多いようです。このような人たちは、おそらくほかの治療法をあさることでしょうが、それで治らないのはわかりきっています。結局はまた先生のご厄介にならねばならないのですから、ここを退院してからのちの結果が思わしくなくても、態度をあまりハッキリさせないでおく方が得だと思います。一方、ここで治った人は、病気以外でも大へんご厄介になります。私ども家庭上のことや友人の恋愛問題というようなことについてまでも、いろいろ先生のご指導を受けているのであります。

治らない人が、非は自分が先生のいわれることを守らない点にあるのを知らず、先生をうらんだりするのはまことに縁なき衆生《しゅじょう》といわねばなりません。私の近くに住んでいる人ですが、ある奥さんが心悸亢進で困っていました。それで先生の『神経質の本態と療法』を貸してあげたのですが、ろくろく読みもしないで返してきました。縁なき衆生は救うことができません。

今日の出席者には、対人恐怖の人がだいぶ多いようですね。じつは私もそれでひどく苦しんだ経験者です。今日も省線の中でこんなことがありました。腰かけてふと前を見ると、大へん美しいご婦人が真正面にすわっていて、こちらを見ています。はずかしくて顔をそらしましたが、もうよいだろうと思ってまたちょっと見ると、先方もまたこちらを見るのです。赤面しましたね。(笑) みなさんにもこんな経験は多いでしょうから、ぼつぼつ打ち明けて下さい。もっともこんなことが記事に出て、女房に読まれたりすると困りますがね。(笑)

益江　私も対人恐怖で、いまでも時々赤くなることがあります。しかし以前のように長つづきはしません。一日か二日でこだわりがとれます。最近の実例を申しますと、会社でタイピストを使うことになって、ちょうど私の真正面の位置に一人のタイピストがすわることになりました。それがまた評判の美人なので、初めは顔がほてって困りましたが、かまわずに放っておきますと、三十分もたてば自然に消えてしまいます。だんだんなれて、いまでは何ともなくなりました。

この会に出席しているおかげで、不眠や赤面恐怖が治ったほかに、いろいろ得をしました。二、三日前のこと、風邪で頭痛がしたのですが、熱はなかったのでがまんして会社に出ました。それでことなくすみ、風邪も治りました。以前ならば床についてかえって悪くするところです。また眠れなかった翌日もちょっとがまんすれば仕事の運びに少しも不便を感じません。

布留　話がとだえた機会に、世良君をご紹介します。世良君、ひとつ思いきって君の悩みを暴露しませんか。

世良（学生）　隣家でラジオを故意にかけると思って、こちらも対抗的にラジオをかけ、ガアガアやったんですが、布留君からそれも強迫観念だといわれ、そんな感じがうすうすしてきたところです。赤面恐怖を治したときのように、ねばってガマンするよりほかはないと思っています。私は入院中の成績はわるく、先生から「よくなった人を大学卒業生とすれば君は中学校卒業程度だ」といわれました。（笑）それでも、先生のご指導を受けたおかげで学校にゆくことができて、だんだん執着がとれました。

布留　世良君は、中学校は七年かかって出たのですが、慶応では一番の秀才です。しかしそんなふうに抽象的な表現で逃げてはダメですよ。もっと具体的に話してごらんなさい。

世良　隣家でラジオを故意にかけて勉強のじゃまをすると思ったのは、初めは私の妄想だったのでしょうが、私の方から意地わるく出て、こちらのラジオの音を大きくしたので、しまいには向こうもほんとうに腹を立ててわざとやる、というようになりました。学校から帰ってくると、その時から隣家でラジオをかけ出します。ラジオの音そのものはかまわないのですが、そうした先方の悪意がシャクにさわるのです。地方の天気予報までかけるのですから、不愉快で勉強ができません。とうとう逃げ出して下宿しました。その間はラジオに悩まされずにすみましたが、祖母をひとりでいつまでも家に置いておくわけにはゆきません。仕方なく家に帰ったのですが、そのときラジオを買ってきて一日中ジャンジャンやりとおしました。ずいぶんやかましいことですが、自分の意志でやることですから不愉快ではありません。しかし勉強はできません。（笑）外出するときはラジオをとめないように女中にいいつけておくのですが、それでも気がかりでときどき様子を見に帰りました。（笑）そのほか、ちょうどご飯時分を見はからって二階の戸をあけるとか、いろいろ気違いじみたことをしました。そんな状態がこの夏休みまでつづきました。夏休みになってから草津に行ったんですが、そこで保養にきていたあるお嬢さんと知り合いになりました。それが非常に聡明な人で、その人にくらべ、男の自分がこんなくだらないことにこだわっていることを恥ずかしく感じました。それで発奮したんです。それからは家に帰っても、けっしてわざとラジオをかけるようなことはしませんでした。しかし自分はそうきめても、先方は相変わらず悪意に出ます。以前に引っ越すことをほのめかしたのが親類の事情でダメになりましたので、先方は私どもを追い立てるつもりなんでしょう。「近所にキ印がいる」といってふれまわるのです。（笑）がんばって相手にならないのですが、家にいるとやっぱり腹が立って勉強ができません。それでこのごろは図書館で勉強することにしています。

傍士（学生）　私にも似たようなことがあります。試験中にラジオをやり出されるとうるさくて勉強できないので、近所をいちいち断わってまわって、とめてもらいました。するとこんどはあまり静かすぎて、かえって勉強ができません。いなかの家にいた時には、近所からたくさん風呂にはいりにきますが、それがそうぞうしく、しかもわざとさわいでいるように思えてシャクにさわりますので、山小屋でランプをともして勉強したこともあります。しかし東京ではそんなこともできません。近所のラジオがうるさいまま、絶体絶命で往生して以来、やかましくても気にならなくなりました。

山野井　会社の事務室で笑い話になっているのですが、「ここの時計は時報を打つか」と聞いたとき、だれも知らないのです。たった一人ネジをかける少年だけが知っていました。数年間毎日、ボンボンと打っている時報を聞きながら、職員たちはだれも知らなかったのです。神経質の症状が、気がつくとつかないとの関係から起こるということの例証にもなる、と思います。

山田（店員）　私の家は洋品店ですが、ある家の娘さんが家庭見習いにきていたことがあります。非常な美人で、そばへこられると顔がほてり、汗が出て困ります。それでなるべくその娘さんを避けていたのですが、ある時仕事中そばへこられて弱りました。相手がいるので、仕事をやめて立ち去るわけにもゆきません。顔はまっ赤になり、汗はダクダク出てきます。もう絶体絶命で、汗をふきながら「お清ちゃんがきたから、ホラこのとおりだ」とありのままを白状しました。それ以来、いままでのようなコダワリはなくなり、恥ずかしいながら話もできるようになりました。

荒木（店主）　さきほど山野井さんがいわれたように、ここのお世話になったおかげで処世上得るところがおおいにありました。その一例をあげますと、こんなことがあります。私の母は丈夫で、台所仕事だけでなく私の仕事の手伝いまでしてくれます。私としてはそれが気の毒で、お寺へでも詣ってのんき気に暮らしてくれたらいいのにと思うのですが、そういっても母は承知してくれません。親不孝をしているようで、以前はそれが気になって困りましたが、このごろはかえって手伝ってくれることをよろこぶようになりました。「私も助かる」といいますと、母はよろこんでますます働いてくれます。それが母の生き甲斐なのです。

森田　百瀬君、君の変わり方をひとつ話してくれませんか。この人は私のところの第一期生で、親にかくれて入院したのです。

百瀬（店主）　古いことでこまかいことは忘れましたが、神経質の症状に悩んでいたころは、「おれほど苦しんでいる者はいないだろう」と思っていました。本で先生を知ってこっそり診察を受けたら、「入院すれば治る」といわれました。それで入院のことを母にたのんだのですが、それまでに注射や気合術やご祈祷などひととおりのインチキ療法をあさり歩きましたので、こんどもその類いかと思って母は信用してくれません。自分ではこんどばかりは治る気がするのですが、何度たのんでも承知してくれないのです。しかしどうしても入院したいので、親に無断で入院しました。だから四十日ばかりで、先生から「君はもうよい」といわれても、親の反対を押し切って入院した手前、「もし、また悪くなったら親に合わせる顔がない」という心配があるので、なかなか退院できません。それでそのあとしばらくいたのですが、母が迎えにきましたので仕方なく帰りました。ところが、帰ってみておどろきました。くわしいことは思い出しませんが、とにかく家にはいった瞬間、〝おれは治っていた！〟ということをハッキリ意識しました。それ以来、一度は火災のために丸焼けになるなどの困難に遭いながら、今日まで商売をつづけることができましたのは、まったく先生のおかげです。以前とはうって変わってテキパキやるようになって、友だちから「君はなかなか商売がうまい」といわれるほどです。

湖亀（学生）　私は間違い恐怖で苦しみましたが、対人恐怖もありました。電車に乗ったとき、前を見られません。空いた電車は前の座席の人と向かい合いになるのでどうも具合がわるいのです。それでいつも混んだ電車に乗りました。

先生のご本をよんで、他人の顔を見つめるのはよろしくないということを知ったんですが、相手の人の顔を見るのがクセになっているせいか、どうもうまくいきません。ところがあるとき、真向かいの人の胸のあたりをふと見るようになってから、対人関係が非常にラクになりました。

また私は、整頓癖があって困りました。学校から帰ると、本をならべることと、引出しの整頓で日が暮れてしまいます。（笑）「こないな、けったいなことではどもならん」と思いまして、引出しに手がかかるのをグーッとこらえて治しました。また、夜戸じまりした後も、カギをかけたかどうか心配で眠れませんでしたが、これもがんばって治しました。

坪井　他人を見つめることがおおはやりですね。ぼくも胸のあたりを見ることを実行しました。自然に見るのでなしに、見なくてはいけないという理屈でやったんです。これはえらい人だからと考えて胸を見る。ああこれは同僚の部類に属するんだからと思って顔を見る。（笑）もっとも、このごろはそうじゃありませんよ。

よくなった動機はというと、次のようなことがありました。私のいる寄宿舎には三十人ぐらい学生がいます。自治組織になっていて、私は副会長をやっています。このごろ新入生の品行が悪くなって外出すると夜ふけにならないと帰りません。したがって、少しも勉強しません。そこで幹事の一人がぼくに、「君の責任だから取り締ってくれ」といってきました。私も内心ではそう思っていたのですが、新入生の中には私より年上の奴もいますし、うらまれてなぐられでもしたら損だという気持ちがありますから、「まあ、勉強は各自の勝手にまかせておく方がいちばんよい」ぐらいに考えて、ごまかしていました。その痛いところを突かれたわけです。それでこわごわ一年生を呼び集めて訓戒したわけですが、思ったようなこともありませんでした。その後少したって、上級生の一人が、どこかからかノラ犬をひっぱってきて飼い出しました。さあ、こんどは下級生がだまっていません。「われわれでさえ金を払って食べているご飯を、犬に堂々と食わせるとはけしからん」といって、どなり込んできました。ところがその犬の主というのが、ちょいとクセのわるい男なので、後難が恐ろしくて忠告できません。さんざん迷った末、憎まれる覚悟で当たったんですが、これまた案外うまくゆきました。こんなことから、私の対人恐怖も、だんだんよくなってきたようです。

森田　今日は何となく、しゃべる気がしません。ついては、そのしゃべりたくないことについてお話しましょう。私はいつもゆきがかりで話をします。それでみなさんの話の中にキッカケがないとこちらも話す気が出てきません。しかし一度きっかけをつかむと、話したいことがいくらでも出てきます。いまも話したくない気持ちについて、話したいことがたくさんあります。それで、しゃべり出すと、ついくどくなります。家内にも注意されるのですが、私の話は長すぎて、はじめはわかっていても、しまいにはわからなくなるそうです。(笑)これは神経質のクセですね。神経質の人はどちらかにきめないと気持ちがわるいという傾向があります。机の上の本もキチンとなおすかなおさないか、電車の中の美人も見るか見ないか、どちらかに決めないと気がすまない。中途半端なことができないのですね。私の話も、長短の間の適度のところができません。

この間、家内からきいた話ですが、いなかの諺に、「怠け者の仕事と生木《なま》の燃え出したのは果てしがない」ということがあるそうです。山火事も、生木が燃えはじめるとキリがないそうです。私の郷里の高知には、「極道者の四季むくり」という言葉があります。同じことを福島県では、「怠け者の節句働き」というそうです。怠け者は常人の休むときに、ことさら働きます。そこにおもしろい心理の動きがあると思います。神経質の人はほんとうの怠け者ではありませんが、仕事になかなか手を出さないことと、いったんやり出すとなかなかやめない点が似ています。しかし、ちがう点は、怠け者のように意志薄弱ではないことです。

神経質の人は、時間割をこしらえ、仕事の見積りを立て、「これでよし」と納得できるまでは手を出しません。このように、するとしないとの境がハッキリわかれています。そして、しないクセがつくと、惰性でなかなか手が出せません。私はそれを重い鉄の車にたとえています。神経質は重い車のように、動きはじめるまでは大へん力を要し、急には動きませんが、いったん動きはじめるとこんどはそれを急に止めることができません。現に私もここにすわっていて、もうしゃべらなくてはいかんと思いながらもなかなか言葉が出ず、気が重くなってますます不精になります。その同じ惰性で、話しはじめると、こんどはなかなか止まらなくなります。その間のちょうどの変化ができなくてしつこいのです。

私の気質の分類でいいますと、発揚性気質というのは肥満型で顔が丸く、髪もやわらかいというような人に多いのです。この気質の人は、陽気でアッサリしていて気が軽いというのが特長です。そのかわりに人間的な深味や執念がありません。

それでは、神経質の気質をどうやって変化させるか。これはおもしろい問題ですが、ここの治療をうけて気の重いのが軽くなった、ということを自覚されている人も多いことと思います。ここで一定期間修業すると、腰が軽くなり、仕事に手が出やすくなります。理想主義や形式主義にとらわれなくなります。予定や設計をせず、時々の感じから早く手を出すクセがつきます。神経質が治る上に、それがいちばん大切なことです。しかし、このように改善するのは神経質にかぎることで、意志薄弱や発揚性気質の人は容易にこれを感化し、改善することはできないのであります。それではどうしてこのようになるか。それは、世の中のことは万物流転、諸行無常で、予定どおりゆくものではないということを体験自得して、理想主義や標語、格言を捨てることであります。このことが治った人にはチャンとできています。

ところが、きょうのみなさんのお話を聞いたところでは、思いきり往生するとか、絶体絶命でよくなるとかいうところまでは出ましたが、まだ「流転」というところまではゆきませんでした。絶体絶命だけでは、ただ行き詰まるだけでまだ治りません。そこから心の流転がはじまったときに初めて治るのです。そこに微妙な心の変化があります。流転は、絶体絶命になったときはじめて起こるものです。セッパつまれば、必ず考えや気持ちがさまざまに変化するようになります。変化すれば、執着を離れるようになり、強迫観念が治るのです。（まだ、私のいうことがよくわからないでしょう。それでつい話が長くなります。まあ、なるべく簡単に説明しましょう。）

山田君の話に、「お清ちゃんにそばにこられて弱った」というのは、逃げようか逃げまいかと二つの道を堂々めぐりしている状態ですが、逃げられないときまってのちにはじめて心が活路を開いて、「お清ちゃんがきたから、ホラこのとおりだ」と転換し、突破したわけであります。それまではまったく無我夢中であったのが、急にお清ちゃんの動作やまわりのことも目につくようになり、お清ちゃんと話す用事や冗談も考えつくようになり、心がまわりの変化にしたがって自由に変化、流転するようになったのです。それは、山野井君のように、女を見るか見ないかの二つだけではありません。この心が一つところをグルグルまわっているのが急に流れはじめるありさまは、たとえば大きな水の渦巻きが、一方の堤がきれたために急に流れ出すようなものであります。

いま、山野井君の場合について考えてみますと、向こう側の女を見るか見ないかの迷いを断ち切って、どっちでもかまわないから決めるとよいのです。かりに、「見てやろう」と決めたとします。しかし、私どもの本能は、わけもなく人の目を見つめることなどできないものでありますから、とりあえず臨機応変で目をつぶったとします。すると、「あの女性はどんな境遇の人だろう」という考えが心に浮かびます。「あのかっこうでは、かなり裕福な家の娘だろう。そういえばこの間、裕福な家の娘が心中した事件があったが、バカなことをしたものだ。心中といえば、熱海の錦ヶ浦は心中する男女が多いので、「ちょっと待て」とか立て札を立てたそうだ。熱海にもしばらくゆかないが、こんどの社の慰安旅行のときは熱海行きを提案してみるか……」というふうに連想は急速に思いがけないところに飛んでいってしまいます。「女の顔を見るか見ないか」ということから、思いがけない「慰安旅行」にまで変化流転します。ここまでくれば、向こう側の女のことはとっくに心から離れています。けっして長く執着のつづくものではありません。絶体絶命になれば、こんなふうに流転するものです。絶体絶命の経験のある人は、よく内省してごらんなさい。思いあたるところがあるはずだと思います。

私どもの精神生活におきましては、私が「精神の拮抗作用」と名づけているように、心はいつも、見るか見ないか、逃げるか逃げないか、机の上を片づけるか片づけないかというふうに、必ず反対の心が戦っているものであります。この戦いが強い場合に煩悶とか強迫観念とかいうのであります。神経質の人はそれを完全に解決し、徹底的に決めようとあせりますが、それはもともと不可能なことでありますから、ますます煩悶、苦痛がひどくなるのであります。

私どもの日常生活は、すべて仮定の上に成り立っています。仮定というのは諸行無常ということです。世の中のことはどっちか一方に決定しようとしても、なかなか思うとおりにできるものではありません。「当てごとと越中ふんどしは前からはずれる」といって、いくら自分に都合のよいように決めても、周囲の事情でどう変化してくるかわかりません。それで、心の葛藤——つまり二つの反対の心が起こった場合には、かりにどちらか一方に決めてみるのです。徹底的に決めようとするのでなくかりに決めるのです。すると具合のいい時にはすぐ解決案が浮かび出てきますし、具合のわるい時には心はいつの間にか他のことに流転して、前の執着から離れているのであります。このようなことはみなさんが自己内省によって、自覚を深く深く進めてゆけば、たやすく知ることができるはずであります。

私がかねてハッキリ自覚していることは、いまにもときどき起こる死んだ子どもに対する強い感動が、たちまち流転することであります。たとえば、座敷で盆踊りを踊っている時など、子どもの写真がふと目にとまります。すると、つよい悲しみの感動が反射的に起こりますが、そのときにはけっしてその心をおさえつけるとか、心をほかにまぎらせるとかいうことをしないで、大胆にその考えを浮かばせておくと、きわめて速やかにパッパと消えてゆくのであります。それはちょうど、鏡の前に物がくれば映り、去ればなくなるのと同じように早いものであります。私がそのつよい苦しい感動から逃げることを考えないのは、それはけっして逃げ道はない、逃げようとすればするほどますます執着にとらわれるものである、ということを自覚しているからであります。

なおもう一つ実例をあげて説明しますと、たとえば私が一週間ばかり旅行して帰ってきますと、机の上には雑誌、手紙、金の請求書など雑多な書類が山のようにたまっています。私は着物を着替えながら、その中の何かに目をつけて一つでも二つでも整理をはじめます。けっして昔のように仕事の順序を考えたり、時間の見積りをしたりするようなことはありません。私にとっては、するかしないかいつから仕事にかかるかなどを決定してかかる必要は少しもありません。何でも目にとまるままに、かりに手を出すのです。かりに決めるのですから、イヤならいつでも中止しますし、ほかに用事ができればすぐそちらの方に向くこともできます。だから、めんどうさ、おっくうさを少しも感じません。この調子でやっていると、旅の疲れで頭の重いのもすぐ忘れ、荷物の整理もできますし、手紙もより分け、簡単なハガキの返事ぐらいはその場で書くこともできます。家内がお茶をもってきてくれれば一休みしながら、これからの仕事の段取りをしずかに考えることもできます。心には少しのくったくもなく、能率はどしどし上がります。万事にこのやり方を応用すればまことに便利で、思うことをいちいち決めなければならないという苦労に悩むことは少しもありません。

また私は病院から帰ってくると、その疲れた身体のままで洋服の上着をぬぎ、チョッキやズボンのボタンをはずしながら庭に出て盆栽をいじったり、庭木にハサミを入れたりします。そうしているうちにいつの間にか心が流転して、疲労も忘れて、新しい仕事にとりかかる元気が出るようになります。こんな体験を通じて、「休息は仕事を中止することではなく、仕事の転換である」ということがよくわかるのであります。

私の家内はよく、私のこのようなありさまを見て、「ひと休みすればよいのに、気ぜわしい」とかいって批評しますけれども、私自身の主観からいえばいつも心静かに、遊び半分にフラフラとやっています。だから、少しも苦しいのをがまんしてやるという意識はないのです。私の仕事の大部分は、いつも主観的には遊びごとであります。

私の話もずいぶん長くなりました。今日も話をはじめるまでは、なかなか気が重くておっくうでありましたが、ひとたび絶体絶命の境を越えると、心の流転はかぎりなく進行してやまないのであります。

3　迷いから悟りへ

結核恐怖に苦しんだ話

水谷　いまはとても元気ですが、二年ほど前まではほとんど廃人同様でした。二キロにも足りない道の通学が、とても大儀でほんとうに疲れきるのです。学校につくと、イスによりかかり、ぐったりとなって講義など耳にはいりません。身体が熱感でだるくて、時間がくるのが待ちどおしくてなりませんでした。

学校との往復の道は、体温計をはさんで歩きました。熱が三十七度もあると大へんです。坂道などはソロリ、ソロリと牛よりのろく歩きます。そして登ってしまうと、ホッとしてそこに腰を下ろして休むというありさまです。また夕食前に動くと食欲が減退すると思い、一時間ばかり寝ていました。

人がスポーツをやっているのを見ると、自分はいつになったらあんなふうになれるだろうかと、現在の自分の状態を涙の出るほど情なく思いました。退院直後、日本アルプスに登ったときには、まだ不安でビクビクしながら行ったのですが、実際に登ってみると何でもありませんでした。治ったのちに考えると、以前の疲労感は、まったく精神的なものであったということがわかります。しかし、その悪い当時にあっては、実際のものとけっして区別はできないのです。だから入院中の人は、ただ疲れる疲れると思いながら、先生にまかせて働いておればよろしいのです。穴掘りなんかでも、やっているうちにしだいに興味が出て、深く深く掘ってゆくようになるものです。

早川　水谷さんの話で思い出しましたが、私も軽い肺結核恐怖になった体験があります。そのころは、いつも体温計を離しませんでした。少しでも運動したあとは、きまって熱が出るような気持がします。計ってみて熱がないと、体温計のはさみ方が悪かったのかと思い、腋の下が痛くなるほどはさむのです。あまり力を入れるものだから、腋の下に汗が出ます。すると、汗が出ると体温計は上らないということを聞いていますので、汗をふいてまたはさみ直すというふうでした。

また、いなかの道を自動車がホコリを立ててやってきます。それがくるのを見ると、こっちのきれいな空気をできるだけ吸い込んでおいて、自動車が通ったあとのホコリがしずまるまで息をつめています。しかしたいていは辛抱しきれないで、ホコリがしずまらないうちに呼吸をしてしまいます。これがおそろしいのですが、しかしマスクをかけると、炭酸ガスばかり吸うような気がして、それもできません。またマスクなどをかけて、肺結核恐怖と思われるのも心細いのです。

いちばんつらかったのは、学校の掃除です。ときどき窓から首を出して、こっそり深呼吸をしたものです。

森田　水谷君や早川君の話を聞くと、素直な人は「ハハァ、そんなこともあるのかなあー」と感心します。ところが素直でない人は、「そんなことがあるはずがない、馬鹿らしくておれにはわからない」といいます。わかるもわからないもありません。ただそんなことがあったという事実を話しているだけであります。

また全治した人の話を聞けば、素直な人は「ああ、えらいものだ。自分もそんなふうになりたいものだ」と考えますが、素直でない人は「自分の病気はとくべつであるから、そんなふうにはできない。自分は意志薄弱だからえらい人のようなわけにはゆかない」とかいうふうに考え、先生の教えには耳を傾けず、自分の独断で決めてしまおうとします。意志がつよいとか弱いとか、そんな屁理屈は少しもいりません。ただ素直に治った人をうらやみ、あやかり、その真似をしさえすればよいのです。

素直な人は、非常に簡単に早く治ります。柔順ほど安楽なものはありません。やってみないうちから屁理屈をいって、抗議を申し込む必要は少しもありません。素直と強情とのちょっとの差が、治ると治らないの雲泥の開きを生ずるのであります。

鈴木　肺結核恐怖の話がだいぶ出ましたが、私にもそんな経験があります。中学三年のころ同村の人が肺結核で死にました。それを聞いて以来、通学の途中その家の前を通るのがおそろしくてなりませんでした。呼吸をつめて一キロほど走って通ったこともあります。

次には、便秘恐怖がありまして、朝通じがないと一日中頭がボーッとしています。それで毎朝、四十分から一時間ぐらいも便所でしゃがんでいました。シビレはきれるし、困りました。

次には、夢を見た朝は気持ちがわるくて仕方ありません。夢を見たのは眠れなかった証拠だと思うからです。入院日記にそのことを書いたら、先生の批評に「夢は楽しむものなり」とありました。その時は、「ああ、そうか」と思い、それだけで過ぎましたが、のちに高等学校にはいってからは、実際に夢を見るのが楽しみになりました。

次に最近のことをお話しします。去年の七月から髪をのばしたのですが、いまだかつて床屋で満足したことがありません。帰って鏡を見ると、どうも自分の顔ではないような気がします。前の髪は鼻まで、後の髪は短くと注文しても、なかなか思うとおりにはやってくれません。床屋にあまりやかましくいうのも恥ずかしいし、ある時は下宿のお主婦《かみ》さんから「大工さんのようだ」といわれました。「うしろを見てごらん」といわれて、はじめて鏡を二つ持って自分のうしろ姿を見ました。こんな小さいことでも、自分の気に入るとおりにしたいと思うのが、完全欲の現われでしょうか。

形外会のときに、先生がいつもきまって、「今日は面白い話ができなかった」といわれますが、これも「もっともっと有効に」と思う完全欲の現われではないかと思います。

神経質者は親を苦しめる

水谷　以前は、私は負け惜しみで対抗的で、相手の向こうを張りたいという気持ちが強かった。学校などであまり好きでない学生などが向こうから歩いてくると、「あいつが――」と心の中で敵視し、わざと肩をいからして歩くのです。相手がおおぜいで心細く感じたときは、虚勢を張るので、とくにそれがひどくなります。また、途中でゴロツキなどに会っても道をよけることをしないでまっすぐに歩いてゆき、そのためにぶっつかってケンカになったことがあります。また、いなかで農業をやっている小学校当時の同級生などに会うと、相手から「あいつは親のおかげで上の学校に行っているが、おれたちは貧乏だから一生いなかで百姓をしなければならない」とか反目されているような気がして、具合がわるくて親しく言葉をかわすこともできませんでした。また、こんなに人に対して対抗的であったために、人に会って話をしたりすることがひどくおっくうであり、たまに会うとひどく疲れました。ところが退院後はそのような反抗気分がなくなり、笑顔で人に接することができるようになり、青年クラブなどに行ってみんなと打ちとけるようになりました。学校でも孤独感がなくなり、近ごろはクラス会雑誌の同人に加わり、いろいろと世話をやいています。

以前ノイローゼのひどかったころは、母親をずいぶんひどくいじめたものであります。悲観の末に私が「死んでしまいたい」といいましたら、母親もいっしょに死のうといって泣いたこともありました。わがままでカンシャクもちで、ずいぶん母親を困らせたものです。旧制高校時代にはマルキシズムにかぶれていたので、私が外出すると刑事が尾行するという評判が立って、そのこともずいぶん母親を苦しめたようです。

また不眠にもずいぶん苦しみましたが、いまから思えば、母親の方が夜も眠れないくらいに心配していたようです。ノイローゼを治すためにいろんな療法をあさりまわり、蓄膿症や肥厚性鼻炎の手術を何度もやりました。しまいには性的神経衰弱の注射を受けるために、九州からはるばる上京したこともあります。父親は薄給の小学教員で、家計が苦しいために金をくれません。それで治療費はいつも母に訴えて、無理して出してもらっていました。その性的神経衰弱の注射を受けるときも、母親が父には内密で、こっそり私を東京に出してくれたのです。母親は気の弱い従順な性質で、父に反対することはめったにありません。その母親が、私の一生のことだからというので、あとで父に叱られることは覚悟の上で、少なからぬ金を私に持たせて上京させてくれたのです。あとでこのことを知った父は激怒し、顔半分が青黒くはれ上がるほど母親をなぐったそうです。母親はそのためにしばらくは外出も思うようにできず、人から「どうなさったのですか」と聞かれ、「鍋が上から落ちてきて顔に当たったのです」といって、ごまかしたそうです。

こんなことがありましたので、森田先生のところに入院するときも、入院したいという私の希望を父は迷いのひとつと考えて許してくれません。母は、このときも、「後はどうにかなるから行きなさい」といってくれましたけれども、以前のようなことがまた起こりはしないかと心配になって、思いきって入院することができませんでした。そこでこんどは、父を説得し、父親の了解を得て入院することを考えました。とにかく父の心をやわらげようと工夫して、約半年の間倹約に倹約を重ねて、仕送りしてもらっている金のうちから、いまの金にして三万円ほどためました。それを種にして、入院を許してくれるよう、父に頼み込んだのです。父もとうとう我を折って「そうまでお前が熱心ならば、お前がまただまされにゆくということは承知の上であるけれども、父親としての愛情がないと思われるのもつらいから……」といって、上京させてくれることになりました。母親も、私が大学に入学できるようになるとは思っていませんでしたから、「退院して帰ったら農業の手伝いでもするように」といい、私もそう考えていました。入院のために上京したとき、東大の入学試験まで二十日ばかりの期間がありました。私は森田先生の診察を受けたとき、「ここで治していただいて来年受験したい」といい張りましたけれども、先生から「受験しなければ入院させない」といわれ、仕方なく試験までの二十日間を死にもの狂いで勉強しました。とにかく受験しましたところ、まったく思いがけなく合格したのです。東大合格の電報に、家では歓声を上げたそうです。それは、長い間苦しめた父母に対する何よりの恩返しでありました。

森田　親をいじめる話は、これよりもっとひどいのがありますが、それがすっかり治るのだからおもしろいではありませんか。

　ここでちょっと注意しておきたいことは、鈴木君でも水谷君でも、ただ「自分はこのとおりであった」という事実を語るだけで、「こうしなければならない」といっているのではない、ということであります。僕の言葉に「かくあるべしというなお虚偽たり、あるがままにある即ち真実なり」ということがあります。入院して間もない人には、なかなかこの関係がわからなくて、私から叱られます。それは、「こうしなくてはならない」という「当為」を持ち出すのが現代教育の弊害であるからで、教育程度が高くなるほど、この「当為」で鍛え上げられ、融通のきかないものになってしまうのであります。

　私のところでは、けっして「愛がなくてはならない」とか「誠実でなくてはいけない」とかいうことはいいませんが、全治して退院すると、親や友人に対してはもちろん、けやきの若葉や桜の花に対しても自然の愛情ができているのであります。

　今日も庭で私が、患者にしおれた草花の鉢を示して、「水をやらねば植物は枯れる。人は食わなければ死ぬのと同じだ」ということを知らせました。たったこれだけのことがハッキリ体得できれば、それが悟りであります。ところが、私のところの入院患者は庭に出て仕事がなく退屈していて、目の先に花が枯れかかっているのが少しも目にとまりません。それが悟らない状態であります。ここでは、ただ実行について、「これが悟りであり、これが悟りではない」と教えるだけで、けっして「悟るように心がけなければならない」とか、悟りの定義とかを教えるのではありません。入院したての人は、なかなかこんな簡単なことがわからないで、やたらに理屈ばかりいうのであります。文句をおぼえ、理屈をいうほど人はますます実行から遠ざかるのであります。

井上　私も親をいじめたことについては、お話する資格があると思います。私の場合は継母ですから、積極的にではありませんが消極的にいじめたのです。たとえば、「嵐がきたから雨戸をしめなさい」といわれても、母のいうことをきかないで本を読んでいます。そして母が一人で洗濯物を入れたり戸をしめたりするのを平気でながめているのです。また留守居をたのまれると、「自分にも用がある」といって外出します。そんなふうでいながら、小づかいか何かいろいろのことをねだるのだから虫がよいのです。

それが退院後は、この母が非常によい人であることがわかり、この母をいじめたことがすまなく思われました。

それから私は大へんな薬好きで、年中何かと薬をのんでいました。仁丹なども一日に一袋ぐらいものみました。それで母は私の病気を心配して「勉強などはしていけない」といっていましたが、現在はこのとおりよく勉強もし、活動もするので、母もおどろき、よろこんでいるしだいであります。

いまは先生の経営される熱海の森田館の支配人をしていますが、お客を扱ってみて不思議に思うのは、お客の中で料理の多いのをよろこぶような人は、あとで見ると半分ぐらいしか食べていません。それでいて、料理が少ないとか文句をいうのです。また一方には、「少し出してもらって、かえっておいしい」といって喜ぶ人もあります。

森田　料理が少ないとかいって文句をいう人は、対人恐怖の未治の患者のようにわがままな人で旅館なり世間なりに充分待遇されないと気がすまないのでしょう。人から軽蔑されるように思うのがやりきれないのでしょう。それで、よけいな金を使い、食べきれないほどの料理をとってよろこんでいるのであります。要するに虚栄心がつよいのです。それと反対に、食べたいだけ料理をとり、それに満足して、その上宿賃も安い方がよいと思うのが普通の人でありましょう。

鈴木　私の親不孝のやり方は、じつに暴虐をきわめていました。じつにひどいことをしたものだと思います。私は不眠症に苦しみましたが、いちばん台所から離れたところにビョウブを立てて一人で寝ていても、いろんな音が聞こえてイライラするから少しも眠れません。後には土蔵の中に室をこしらえてもらって、そこで二年間寝ていました。眠られない夜は母が枕元にきていてくれました。忙しい家のことですから母はずいぶん疲れているのに、二時になっても三時になっても、私がいてくれといって帰しませんでした。妹は安らかに眠っているのに――と思うと、シャクにさわって柱をナタで切りつけたこともあります。

眠れない夜は、散歩に出るというよりも、苦しさに耐えられなくて外に逃げ出しました。母が心配して、私を探しに出てきます。そのあとから父と犬とがやってきます。

恥ずかしいことですが、母をなぐったこともあります。私が乱暴なことをするものだから、母は私が帰ると逃げ、私が外を出歩くと後からついてくるというふうでありました。こんなようになったのは、私が一人息子であったために父親が厳格でなく、私をあまやかし過ぎた関係もあると思います。

高等学校二年の時に母を亡くしましたが、その時代のことを考えると、じつに堪えられないのです。（しばらく沈黙、泣く）母が亡くなる前に私が先生のところで治り、母を安心させることができたということは、あとから考えて感謝に堪えないことであります。

古閑　私もわがまま者で親のありがたさを知らず、ずいぶん母をいじめました。母のいうこと、なすことすべてに何か口をはさまなければいけないような気がして、何につけても皮肉をいいました。母は、私がこんなふうでは将来とてもいっしょに暮らしてゆけないだろうと考えるようになって、私が嫁をもらったら一刻も早くいなかに帰るといっていました。たとえば盆栽の向け方について、母が何か意見をいうと、「自分でやりもしないのに――」といって怒りちらし、母にたのんでカレーライスをつくってもらっておいて、カレーがききすぎたといっては捨ててしまったり、毎日のように母を困らせました。母は仏教にはいり、私が怒り出すと母は私の方を向かないで念仏を唱えます。そうすると私はまた、「仏さまばかり相手にして自分にはかまわない」といって食ってかかるのです。母が泣くと、またそれがシャクにさわって怒り出すという始末です。こんなことで毎日を送るのは自分も苦しいから、いろいろ工夫しましたが、なかなかやまないで長い間つづきました。大学の四年のときから森田先生のところへ見学にくるようになって、いつの間にか治ってしまいました。そのために、母は先生に非常に感謝しているのであります。

周囲が変わったように感ずる

坪井　中学四年のとき卒業後の方針について煩悶し、いわば目的恐怖で非常に苦しみました。高校一年のころはいちばんはげしく、寝床にはいってからも心の悩みにさいなまれ、悪夢におそわれ、あるいは飛び起き、あるいは転げまわり、唐紙《からかみ》を打ち破るというようなこともありました。大学入学後、外来で森田先生のご指導をうけ、目的恐怖も解消し、現在ではまったく変わってしまいました。

小川（学生）　二ヵ月ばかり先生のところに入院しましたが、家に帰ってみると、自分の気持ちがガラリと変わっていることがわかりました。退院したのは桜の花の盛りのころでしたが、家の者二、三人といっしょに散歩しました。そのとき桜を見て、思わず「きれいだなあー」といいましたところ、家の者が「あんたがそんなことをいうのははじめてだ」といっておどろきました。以前には素直に感心するとか、それを言葉に出すとかいうことがどうしてもできませんでした。そして、友だちなどが愉快にやっているのを見ると、「おれも、ノイローゼでなかったらあんなにやれて、どんなに楽しかろう」と、しじゅううらやみ悩んでいました。以前には人がみな自分には同情がなく、うらめしく思われましたが、いまではみんなが自分に対して愉快に親しみのある態度で接してくれるように感ずるようになりました。

森田　おもしろい。よく表現ができました。ここで全治退院した人は、みなそのとおりです。中には、周囲が入院前とあまりに変わっているので、われながら不思議に思い、おどろくことがあります。それは、じつは周囲が変わったのではなく、自分自身が変わったのです。自分自身が変わったために、周囲が入院以前とはちがって見えるのです。

鈴木　私の場合もそうです。以前は、親たちが小声で話していても、私のことをうわさしているのではないかと思いましたが、退院してからそんな感じはまったくなくなりました。退院後、カゼをひいて一週間ばかり親類の家で床についていたことがありますが、その間庭のけやきの新緑の美しさに見とれて、退屈するようなこともありませんでした。学校で、英語を読まされてひっかかると、みんなが笑います。そんなとき、今までは侮辱を感じましたが、退院後はそんなとき、いっしょになって笑うようになりました。

森田　これまでは愛情がないと思ってうらめしく思っていた継母が、親切な人であることがわかったというような例はよくあることですが、それはけっして、「人を愛すべきもの」とか、「感謝すべきもの」とかいう理論でそうなるのではありません。それは、先方が変わったのではなく、自分自身が変わったためでありますけれども、自分ではそのことには気がつかずに、周囲や相手の人が変わったように感じられるという点がおもしろいのです。

ふるえるままに書けばよい

行方（会社員）　ひとつ失敗談を提供します。私の社で前に○○健康法の創始者である○氏を招いて衛生講話を頼んだことがあります。まずその博識と雄弁に驚嘆しました。三時間もたてつづけにしゃべって、セキひとつする人がないのです。そのとき○氏は、医者の治すことのできないものとして「書痙」の例をあげました。書痙は私のもっとも大きな関心事ですから、けんめいに聞きましたが、医者のところではいってくれない原因を指摘されたのですっかり感心しました。書痙を治したい一心で、私はその後○氏を訪ねました。普通はなかなか会えないところを、いろいろと手をまわして結局会うことはできましたが、治療については「公に運動を起こして医界を革命するのが念願だから、個人的な治療はしない」と断られました。しかし根気づよく頼み込んで療法を教わることになり、阿佐ヶ谷の自宅に訪ねてゆくと、「この間も大阪で講演の後に書痙を一人治した」ということで、こんな療法を教えられたのです。（片手でアゴをおさえて、他の腕を上げて、妙な体操をして示す。笑声しきりに起こる）それから家に帰り、毎日熱心にこの体操をやりましたが、いっこうに効果はありませんでした。

香取　私の親友の妻君で、十二年来寝たままでいたのが、○氏にかかってどうやら歩けるくらいによくなりました。それで私も熱心にすすめられているんですが、信じる人は非常に信じるようですね。

水谷　私も○式を半年ほど試みましたが、まったく効果はありませんでした。

森田　香取さんのいまの話も、そのような実例はここの神経質治療でいくらもあることをご承知でしょう。しかしこのような実例は、神経質やヒステリーに限ったことで、実際の器質的疾患では治るはずがありません。通俗療法では、そんなことを知らずに半身不随の患者が治ったとかいっておどろき、術者自身もその原理を知らないでこのような特殊の例におどろいて、迷信におちいり、無理な説明をつけるようになるのであります。

行方　体操や何かで、書痙が治るはずがありません。おかしいのは書痙もやはり、背椎骨の仮性脱臼から起こり、その結果二、三の指の麻痺を起こすとか説明していることです。

山野井　私も、ある医者に、字を書く神経がわるくなっているから、首のところで交感神経を切れば治るといわれたことがあります。書痙では、字を書くときに手がふるえるだけで、ほかのことをするときにはふるえないものでありますが、それでもひどいときにはハシやソロバンを持つ手がふるえることがあります。そうすると、字を書く神経があれば、ハシやソロバンの神経もなければならな

いわけで、それが悪いからといって、いちいち神経を切るとなると大へんなことになります。（笑）

　森田先生の教えによりますと、ふるえるままに書けばよいといわれます。これはきわめて簡単で、金もかかりません。疑わしいと思うにしても、同じことなら神経切断術をやるよりは、この方が得です。ふるえるままに書いていると、どうやら書ける。これによって、書痙が神経質の症状であることがわかります。私なども字は、忙しいときがいちばんよく書けます。それは予期恐怖がないからです。ひまなときや試しにやるときがいちばん下手です。対人恐怖の人が試しにやるとうまくゆきませんが、とつぜん他人に会ったときかえってスラスラゆくのと同様かと思います。

香取　行方さんは、先生のところを中途で退院され、再入院したいけれども具合がわるくて三聖病院に行かれたそうですが、そのいきさつをくわしく話していただいたらおもしろいと思います。私どもも、先生はどうもこわくて、聞きたいことも聞けません。「いまさらそんなことをいうか」と一《いっ》喝《かつ》されそうでこわいのです。

行方　困りましたな……。（笑）中途で退院したのは、ここで働いて治るものならば家で働いても同じだと思ったからです。しかし家ではとうていダメです。退院するくらいなら、いっそのこと会社に出勤すればいいのですが、出勤もしないで「いなかに引きこもって百姓しようか」と考えたり、いろいろ修養に工夫しましたが結局ダメです。とどのつまり、もう一度入院して先生にすがる決心をしたのですが、再入院をお願いするのがどうもきまりがわるくてできません。放蕩息子が改心して親爺のところへ帰るときのような心境でしょうな。とうとう再入院をお願いすることができなくて京都の三聖病院に行ったのですが、宇佐先生には森田先生のところにいたことは隠していました。（笑）

山野井　退院後、治り方が思わしくないと、先生の前に出るのは困りますね。この心理は、だれにも共通していると思います。私も一度は、森田先生のところを退院してから、宇佐先生のところにご厄介になろうかと思いました。しかし京都は遠い。そこで古閑先生のところに入院しようかと思いましたが、森田先生にすぐ知れそうでよしました。そうしているうち、再入院の必要もなく、治りました。

素直ということ

古庄夫人　私はお茶をのむとき、手がふるえることに苦しみました。先生のお診察を受け「茶痙」と名づけられました。手がふるえるので、お茶を飲まねばならないところに出るのが苦しく、時には一ヵ月も前から予期恐怖することがありました。また、人がヒソヒソ話をしていると、自分の手のふるえることをウワサしているのではないかと邪推しました。いま、中学校の教師をやっていますが退院のころにわかったことは、どこへ行っても私の茶痙は治らないということと、教師をやめてはならない、ということでした。それで、苦しいけれども学校へゆき、お茶の会にも出てお茶を飲んでいるうちに、いつとはなしに何でもなくなってきました。そして、自分の考えていることと、他の人が考えていることとは、全然ちがっているということがわかってきました。以前はお茶の会の時など、手がふるえるのが心配で、お茶はもちろんお菓子も食べなかったのですが、他の人からは「つまらないお菓子だから、いばって食べないのだろう」というふうに思われていたことが、あとになってわかったのです。自分ではいつも人に遠慮しながら暮らしているつもりなのですが、人から見るといばっている、高ぶっていると思われていたのです。

先ごろ、とても苦しいことですけれども、ある会で自分の手のふるえることを告白いたしましたところ、みんなが親しんできて肩をたたいてくれたりして、すっかり心安くなり、いままでとはまったく反対になりました。ちかごろは、人のいっていることが以前のように気にさわらなくなり、気持ちよく過ごせるようになりました。

岡田（教員）　症状は対人恐怖です。小さいときから神経質的な性格でありましたが、父も母も中等学校の教員なので、森田先生のいわれる悪智をつぎ込むような教育を受けました。それで二、三年前までは両親が自分を悪くしたのだとうらんでいましたが、いまはそうではありません。神経質の症状は十六歳ごろから起こり、高等学校にはいった当時がもっともひどかったようです。寄宿舎にいましたが、勉強もスポーツも何もできませんので、寝ころんでばかりいました。先生の診察を受けた時、まず第一に印象を受けたのは、柱にかかっている「事実唯真」の彫り物でした。また、診察の時には庭でウグイスが鳴いているのが聞こえませんでした。それで先生から「聞こえるか聞こえないかの違いはただ注意するかしないかによることで、神経質の病理もそれと同じだ」と教えられました。

山田　家内が神経症にかかり、最近二年間は荒れ狂い、子どもは泣き叫ぶというありさまで、家庭内は生き地獄ともいうべき状態でした。それがここへ入院してまったくよくなり、今年の正月ばかりははじめて、いままでにない和気アイアイとした空気で迎えることができました。このよろこびを申し上げたいために、今日は親子三人連れで出席いたしました。

日高（検察官）　近ごろは、何でも愉快に感じます。気持ちよく仕事が運びます。退院後に感ずることは、何でも思いきってぶっつかった方がよい、ということです。最近、ある仕事のことで、私の説明が足りなかったために、人から突っ込まれたことがあります。それは実は、私の方に欠陥はなかったと思うのですが、突っ込まれたことがシャクにさわって一晩中考えました。そして翌日は朝から、「思いきっていってやろう」と意気込んでいって、その人に正面からぶっつかってみました。するとその人は、「イヤ、ぼくはそういう悪い気持ちでいったのではない」といい、ケンカにもならず、「君だから気持ちよくいってくれたのだが、他の人なら陰で悪くいっているだろう」と、かえって打ちとけるようになりました。

森田　先ほどからのみなさんのお話は、入院中の人、あるいはまだよく治っていない人が素直に聞けば、ひじょうにためになる話ばかりです。それが役に立つか立たないかは、ただ素直に聞くかどうかにかかっています。

この素直ということがいちばんだいじで、それがわかり、それのできた人がみな治った人です。古庄さんが手のふるえるのを告白したのは、素直でありさえすればラクにできることで、それほど苦しいことではありません。この素直の反対が、強情とかヒネクレとかいうものであります。

孔子の教えは「仁」ということに帰着するのですが、私の教えではこの「素直」ということがもっとも大切であります。「素直」ということは、私がいつもいう「純なる心」とか「感じ」とかから出発することで、つまり理屈から割り出した「思想の矛盾」とは反対のことであります。

「思いきってぶっつかった」とか、「自分を投げ出した」とかいう話を聞いて、そのときの苦しい気持ちに同情し、「元気になった」とか「強迫観念が治った」とかいうことを聞いて、自分もそのようになりたいとうらやましく感ずるのを「感じ」とか「素直」とかいうのであります。それと反対に、「あの人は症状が軽いから治ったけれども、自分の症状は特別重いから治らない」とか「自分は意志薄弱だからダメなのだ。「神経質」だという先生の診断が間違っている」とか考えるのを、ヒネクレとか強情とかいうのであります。素直な人は、よくなった人の話を聞くと、自然にその気合いにつり込まれて治りますが、ヒネクレた人はなかなか治りません。

また、「あの人が、ケンカ腰になってぶっつかった結果、よくなったというから、自分もひとつそうやってみよう」とか考えるのは、すでに理屈でありまして、「感じ」でもなく、「素直」でもありません。

自我の拡大

山野井　最近の経験をお話しします。このごろ私は呼吸器を悪くして身体が非常に弱り、会社の医者から「少しわるいから注意しなければいけない」といわれて心配しました。会社の同僚たちは「心配するな、安心して気を大きく持て」とはげましてくれます。ところで、ここで古閑先生に診ていただいたところが、「たいしたことはない」といわれ、やっと安心しました。そのときはちょうど雨が降っていて、私はぬれて帰るつもりでいましたが、森田先生から「この雨降りにぬれて帰ってはいかん」と注意されました。思うに先生は客観的な事実にしたがって判断され、「気を大きく持て」とかいう会社の人たちは、主観的な気分を主として判断することに帰着するわけです。心配するなといわれても、私どもは実際において信頼できる医者から「わるくない」と診断されなければ、安心することはできません。

森田　病気の時に人が、「心配しないように」とか、「気を大きく持て」とかいうのは普通ありふれたことですが、それはたとえば、「どうか、おかまいなさらないように」とかいって夕食時に長居をしたり、人からの贈りものを、「おめずらしいけっこうなものを……」といってあとで他の方へ流用したりするのと同様な社交辞令でありまして、それが口ぐせになるとそれが好意、親切の表現かと思い込んでしまうようになります。

一般の人は、人と自分をまったく別もののように考えて、少しも自分の心とくらべて人の心を推しはかるということをしないようであります。人の不幸や病気のときにも、もし自分がその境遇になったらどんな気持ちがするだろうとは考えないで、簡単に通りいっぺんの口ぐせの社交辞令で片づけてしまおうとします。

私どもの自我というものが拡大されてゆくと、人も自分も同じ人間だということがわかり、大我ということにもなります。それがいちばんよくわかるのは、子どもを持ってからであります。子どもを持たない若い人は、ずっと年のちがった弟妹に対する気持ちから、わずかに推量できる程度でありま す。自分の子どもが歯が痛い、腹が痛いという時に、それぐらいのことはがまんすればよいとかいうふうには、親はけっして考えないものであります。どんなに痛かろうかと思って、自分もそれと同じ痛み、同じ苦しみを感ずるのです。それがほんとうの同感、同情であります。

自分の妹が「欲しいものが買えない」というといっしょに残念に思い、友人が試験に合格すればいっしょに喜ぶ。それが同情であり、同悲、同喜であります。相手も自分も、同じ我になって考えるのです。

それと反対に、どこまでも自分一人の自我にたてこもり、人の不幸や病気を見た時に、「自分でなくてよかった」とか、「それぐらいの苦しみはがまんすればよい」とか、「死んだものはあきらめるよりほかに仕方がない」とか、「病気のときは心をのん気に持たなければいけない」とか、自分勝手なことばかりいっているのを小我というのであります。多くの人の悩みを悩み、世の人の喜びを喜ぶ、それが大我でありまして仁人の心持ちであります。

医者の診断の仕方についても、私どもが医大を出て助手になり、三、四年たったときがもっとも得意の時代で、診断が非常によく当たります。かえって先生よりもテキパキと確診できるものです。「これは治らぬ」、「これは何ヵ月ぐらいで死ぬ」とかいうことをハッキリいうことができます。ところがしだいに年をとり、経験を積むにしたがって、診断が軽々しくできなくなります。それは多くの例外にぶっつかった経験から診断に迷いができることと、患者やその家族に対する同情から、わるい場合の予後が簡単にいえなくなるためであります。

医者の中には、自分が「この病気は間もなく死ぬ」と診断し、予想に反してその患者が治った時には、自分の診断が当たらなかったことを残念がるような人さえいます。それが自己中心であり、小我であります。老練な医者ならば、自分の診断が当たらなかったことを、患者とともに喜ぶのであります。

私なども、自分の子どもが亡くなったのちは、とくに患家に対する同情が深くなって、治らぬ病気や死ぬものも、それをありのままにいうことができなくなりました。病症のよい方面ばかりに目をつけて、どうか治るように、死なないように、といつまでも欲目で見るために、診断や予後が不明りょうになってきたのであります。つまり医者という単なる職業や医学の対象としてだけ患者を見るというのでなしに、患者やその家族の身になって考えるという人間味ができてきたのであります。

どもり恐怖はこうして治る

近藤（学生）　私は吃音《きつおん》恐怖で、おおぜいの前で話すようなことはとうていできませんでした。約四十日ほど入院しましたが、ちょうど休暇も終わり、父から退院の催促がありましたので、不安のまま退院することにしました。

その時ちょうど、形外会がありまして、それに出席したとき、先生が私の日記について話をされ、私の考え方の間違いを指摘されました。それがどうも不満で仕方がありません。先生が、「このまま帰っても治らない」といわれましたので、くやしくてなりません。それで口の重いのを押して、先生に質問しました。すると、スラスラいうことができました。先生からも「よく話すことができた」とほめていただき、そのとき心機一転して、はじめて自分もおおぜいの前で話すことができる、ということを知ったのであります。それは、くやしさの一念で、いおうかいうまいか、どもるかどもらないかと考える余地もなく、絶体絶命になってスラスラと考えが流転していった、といえるでしょう。立ち上がるまではどもることが心配でありましたが、立ち上がってみると恥ずかしいことは忘れて、いいたいことをいってしまったのです。最近は水谷君からすすめられて謡曲を習いはじめましたが、軽い気持ちではじめることができました。

森田　謡曲をやるのにも、上手になるとか、自分には性に合わないとか、そんなことを決めるには及びません。水谷君にさそわれたからちょっとやってみようと、手を出してみるだけでよいのです。謡曲の稽古も、初めはただ文句を地声で読むようにやればよいのです。初めから先生の声色や細かい節《ふし》まわしなどまねない方がよい。あまり早く上手にやろうとすると、恥ずかしく、きまりがわるくなって、長つづきしないようになります。

盆踊りでも、みんながやっているから自分もいっしょになり、ただ人の後をついて歩いていさえすればよいのです。はじめからいちいち、その踊り方をおぼえようとするには及びません。人の後をついて歩いていると、いつの間にか手足が調子に乗って動くようになるものです。不思議なほど早く踊れるようになるものであります。

ここの修養の第一の出発点は、物ごとに対する「感じ」を高めてゆくことであります。私どもは見るもの聞くもの何かにつけて、ちょっと心をとめておれば、必ず何かの「感じ」が起こるものです。そのとき、それにちょっとでも手を出しさえすれば、そこに「感じ」が高まり、疑問や工夫が起こり興味が湧いてきます。それを押し進めてゆけば、そこにいくらでも進歩が生まれます。

この「感じ」から出発するのと反対のものは、「理屈」から出発することであります。「注意しなければならない」、「誠実でなくてはならない」、「努力し、忍受しなければならない」とかいうように、抽象的な文句をもって自分の心の動きを制御しようとすることであります。このように「理屈」から出発するときには、心の不可能な努力のために、物ごとに対して起こる自然の感じは一切窒息し、心の発展、進歩はなくなってしまうのであります。

井上君が、退院後は小さい石ころにまで興味をひかれるようになった、ということをいったことがあります。それが、物に対して起こる自然の感じであります。そんなことが少しも自分の仕事や勉強のじゃまにならないで、心の養いになり、人間味をつちかってゆくのであります。私は熱海の森田館にゆけば、原稿を書いたり、囲碁、将棋をしたりするよりほかにあまり仕事はありませんが、それでもイタドリをとりにゆくとか、山の植物を採集し、谷川に盆石をさがしてまわるとか、その時と場合に応じてかならず希望に満ちた一日を送ることができるのであります。

煩悶は煩悶のままで何とか手を出していさえすれば、いつとはなしに自然に感じと欲望が高まってきます。何か大事件が突発しなければ心機一転ができず、神経質が治らないということでは困ります。けっしてそんなことはありません。私も、近藤君の場合のように患者一人一人に腹を立てさせるわけにはゆかないでしょう。

近藤君が入院中、形外会に出席して自己紹介のとき、立ち上がって「私は……」といったきりで言葉につまり、あとは一言もいえません。いえなければ、頭をかくとか何とかしてすわればよいものを立ったきりですわりもしなければ、いいもしません。座は白けるばかりです。あの時、ストップ・ウォッチで時間をはかっておけばよかった。（笑）

ある吃音矯正所では、吃音恐怖を難発性吃音と名づけています。初めの発音が容易に出てこないからでありましょう。この吃音恐怖は、吃音矯正所で治療をやればやるほど、ますます悪くなります。ここの療法は、それとは反対に、吃音を治そうとするのではなく、自由にどもった方がよい、どもる方がかえって愛嬌があってよい、と教えるのであります。

吃音恐怖は要するに対人恐怖の一種でありまして、同じく対人恐怖の一種である赤面恐怖も治りにくいものですが、吃音恐怖はそれよりもっと治りにくいのが普通であります。吃音恐怖の人は、いおうかいうまいか、どもるかどもらないかとたえず迷っていますので、少しも心が流転しないでまったく気転がきかないのであります。普通の人ならば、立ち上がってあいさつなどをするとき、言葉につまれば、エーとか、アノ、ソノとか何とかごまかして、融通をつけることができます。ところが近藤君のような人にはそれができないのです。それで立ち往生するわけですが、それはずいぶん苦しいことだろうと想像されるのであります。

どもる人は、一般にカ行の発音ができにくいようです。私が想像するのに近藤君はあの場合、「私は……」と打ち出して、「コンドウ」というべきところを「コ、、、」と出たらどうしようと、それが心配になってゆきづまったのではないでしょうか。この時もし近藤君が断然体面を捨てて、かりにすわるならすわるときめたなら、その瞬間にパッと言葉が出るようになるものであります。これは私の推測ですが、そのとおりかどうかは近藤君に聞いてみるとよいでしょう。

近藤　先生のいわれるとおりです。

森田　ほんとうのどもりは、発音が突発的に出ます。そのために聞く人は、何かせき立てられるように感じます。ほんとうのどもりは、話の最初の発音を、タ、、、とかカ、、、とか重ねるのでありますが、ここにいるどもり恐怖の坂井さんの場合は、たとえば「そう、そうです」というように言葉を重ねます。それは、「そうです」といおうか、「そのとおりです」といおうかと迷うときのことでありまして、本どもりの人が人をせき立てるのとちがって、かえって人を落ち着かせるおだやかさがあります。

それから、いくらひどいどもりでも、歌をうたうときはどもらないものです。つまり歌をうたう気持ちで言葉の順序を立てて話せば、どもらないということがあります。どもりとはちがいますが、私は話をするのに、歌をつくるとき言葉をえらぶように、言葉を工夫したり、あるいは随筆を書くような気持ちで文句をえらぶ傾向があります。人類学の鳥居博士がある座談会で私と初めて会った時、私を批評して、「君は土佐人だろう。君の話は文章になっている」といったことがあります。そんなわけで私の話は叙事的、説明的で叙情ができず、わかりはよいけれども話に抑揚がなく気合いがなくなります。また人によると、これとは反対にただ気合いと抑揚とだけがあって、少しも話の内容のない人もあるようです。

なお、どもり恐怖の人に、思いきってどもるように私が教えるのは、たとえば自転車に乗ることを人に教えるときに、まず倒れる練習をさせるのと同じねらいであります。倒れるときの駆け引きが自由にできるようになれば、自然に乗ることに大胆になって、たやすく上達するものであります。どもり恐怖の人も、どもることを恐れずに、大胆になりさえすれば、すぐにどもることがなくなるのであります。

野村（医師）　どもりはひっかかりが抜けるとスラスラ出るようですね。私にも軽いどもり恐怖があります。さきごろある雑誌の座談会に出たのですが、知らない人ばかりなので気おくれがして、話題を自分の方に持ってくることができません。精神分析の話が出た機会をとらえて森田療法のことを話しましたが、一度セキが切れるとじつにスラスラと流れます。速記者が驚いたような顔をしているのを見て、はじめて自分の早口の雄弁に気がついたのでした。

また、この間、ある私鉄の期限の切れた定期券を、ホームの入口で知らずに使ったことがあります。電車を降りるとき、出口の少し手前でそのことに気がつき、「改札口で払えばいいだろう」と思っていましたところ、改札口を出るとき、ついそのことを忘れて無事に通過してしまいました。そういう場合は、注意が固着せずにスラスラと進行しますから、改札係も気がつかないのだと思います。

布留　そういえば私も先日、新宿から新大久保駅までの切符で巣鴨駅をパスしたことがあります。もちろん、知らずにです。改札氏も気がつかなかったですね。出てから気がついて不足額を払ったのですが、これなどは先生のいわれる「意識の末梢性」ということで説明できるかと思います。つまり私どもの心が目的の方にばかり向かっているときには、自分の手元の方には少しも気がつかないのでコダワリがなく、スラスラとゆきますから、駅員の方でも気がつかないのです。それを自分で知りながら駅員をだまそうとするときには、心が自分の手元に執着しますから、そこにコダワリができて駅員にすぐ見破られるのであります。

堀（学生）　私もどもり恐怖で、どもりはしないかということを心配するために、たとえば「名古屋」ということがいえません。ですから、汽車の切符を買うのにも、非常に困りました。入院中のことですが、東京病院に行った時、電車の行く先の「御成門《おなりもん》」ということがいえません。それで地図をもっていって、切符を切ってもらうとき、そこを指でさしました。またある日、先生が大学の講義にゆかれるのにお供をしてゆくとき、先生から自動車をよんでくるように、といいつけられました。しかし私は、行く先の「愛宕山《あたごやま》」をいうことができません。それで、水谷さんにたのんで、円タクをよんできてもらいました。その時先生から、思いがけなく、「自分で円タクをよびにゆくことのできない者は、講義を聞きにいってはいけない」といって叱られ、大学にお供することを止められました。私はそのときビックリしてしまって、二階に上がって泣いてしまいました。その前にも、先生のご飯をたくのに下手にたいて、奥さまから叱られたことがあります。奥さまからもダメと思われ先生からも見離されては、もはや立つ瀬はないと絶体絶命になりました。それで自分は、その前から指の治療のために東京病院に行っていましたので、仕方なしに思いきって「どもるならどもれ」という決心で、一人で東京病院に行きました。そうすると、不思議なことに、車掌に目的地が平気でいえたではありませんか。こうして私のどもり恐怖は治ったのですが、私の感謝は口にいい現わすことのできないほどであります。それからまた、読書恐怖も治りました。いままでの何倍も、読書の能率が上がるようになりました。いまでは、ラジオやレコードや、その他の雑音を聞きながら、読書の方に心が引きつけられるようになりました。

森田　ただ、初めから叱ってもダメですが、一定の修養を積み、時期がくれば治るのであります。

どもり恐怖は、実際にそれほどどもるのではなく、ただどもりはしないかと予期恐怖して、そのために言葉が思うように出なくなるのであります。この場合、「自分はどもるもの」と覚悟することができるようになれば治るのであります。一般精神療法家が考えるように、「自分はどもらない」という信念ができれば治るというのは、むしろ逆の修養法でありまして、なかなか根治することはできないのであります。堀君はわずか十九歳ですが、いまみなさんがお聞きのように、きわめて要領よく話すことができるようになったのであります。

想像と事実は大ちがい

水谷　想像したことと実際とは、ずいぶん食いちがうことが多いものですね。私が東大の試験を受けたときは神経質の症状で苦しんでいる最中で、とても合格するはずがないと思いましたが、先生から「受けよ」といわれるままに仕方なく受けましたところ、思いがけなく合格してしまいました。

森田　「当てごとと越中ふんどしは前からはずれる」といいますが、想像したことと実際はずいぶん食いちがうものであります。先日、熱海の森田館に老母を連れて行きましたとき、ちょうど団体客がありましたので、「これに余興を一つ寄付すれば先方も喜ぶだろうし、母にも一夜を楽しませることができる」と、自分ではうまいことを思いついたつもりでさっそく落語家をたのみ、時間まで決めてきました。そしてそのことを団体客の方に伝えますと、予想に反して、「そんなものはいらない」と断わられてしまいました。団体客の方は「自分たちでさわぎたいので、そのプログラムもできているから……」とのことでありました。仕方がありませんので、私の部屋で家族と数人のお客だけでその落語を聞くことにしました。女中たちにもそれを聞かせようと思ったのですが、それもおおぜいのお客のお給仕などで忙しいので落語を聞くどころではなく、せっかくの私の思いつきもまったく見当はずれになったのであります。やはり私の思いちがいによる失敗に、こんなことがありました。あるとき私の旅館にある地方の病院長が従業員を連れて泊ったことがありました。私は宿屋の主人ぶってサービスのつもりで、ごくうちとけた態度でこちらから挨拶にでかけましたところ、思いがけなく先方では非常に固くなって、医員や看護婦たちは席を立ってその場をはずし、部屋は病院長と私の二人だけになってしまいました。これはいけない、と私も気がつきましたので、挨拶もそこそこに引き上げたのでした。私のような者には、お客あしらいなどなかなかできるものではありません。

日常生活のことでだれもがよく思いちがえているのは、自分では人から飯や酒を強いられると当惑するのに、他人にはそれを強いてその人から喜ばれると思っていることであります。どうしてこんな思いちがいをするかといえば、人と自分を差別して別々に見ているからで、人も自分も苦しいことは苦しい、おもしろいことはおもしろいと、平等に見ることができないためであります。

また多くの人、とくに強迫観念の人は、「人はみな朗らかに愉快に交際もし、勉強もしているのに、自分ばかりが人前で恥ずかしく、思うように交際ができず、勉強もできない」というふうに考えます。そうかと思うと、また一方では、自分が焼きいもや豆腐が好きな場合には、「だれでもみんな焼きいもや豆腐を好くべきである。こんなおいしくて滋養のあるものを好かないという人の気がしれない」というふうに考えます。せんじつめると、神経質の人の考え方は、「苦しいのは自分ばかりであって人は苦しくなく、自分の好きなことは人も同じように好きでなくてはならない」というように、身勝手に考えるクセがあるのであります。

迷信のひろまるわけ

相川　顔や衣服を見ただけで、その人の病気をいい当てることができる、という話を聞きましたが、ほんとうでしょうか。

森田　それは、迷信者のよくいうことです。それに類したことに「墨色判断《すみいろはんだん》」というものがありますが、それは筆で「一」の字を書かせ、それを見ればその人の運命もわかれば病気のことなどもわかる、というのです。もとより迷信であります。

むかし私は、家内と妹とを連れて、石塚左玄という人の「食餌療法」をためしに行ったことがあります。私がその先生の前にすわると、だしぬけに、「アァ、君はいかん。顔色が悪い。足が冷えるだろう。便通も悪い。ぜいたくをして、おいしいものばかり食うからいけない」というふうにまくし立てます。ところが私は、ふだん足はほてるし、便通はあり過ぎる方で、石塚氏のいうことはデタラメであります。

なぜ、だしぬけにこんなことをいうかといえば、患者に自分で容体をいうヒマを与えずに、頭から断定的にいってしまうと、それが当たったときの精神的影響が大きいからであります。いい当てられた人は、一度で信仰してしまって、非常に盛んな宣伝をするようになり、当たらなかった人は通俗療法家のところに行ったことが恥ずかしいから人にもいわずに黙っています。こんな関係から迷信というものが、しだいに世の中にひろまるようになるのであります。

また私はむかし、観相学会長の福田という人に、ためしに人相を見てもらったことがあります。このときにも観相者は私に、「三年後に乾《いぬい》の方角に当たり、ほお骨の出た女の人と、経済的の問題が起こることがある」とかいうようなことを予言してくれました。ところが観相がすんでからの雑談に、「あなたの職業は何ですか」と聞かれました。三年先に出会う女のほお骨の出ていることまでも予言できる人が、私の現在の職業がわからないというのは矛盾であり、これによっても観相者の予言がインチキであることがわかるのであります。ところが、迷信者にはこのようなハッキリした矛盾すらもわからないので、すっかりだまされてしまうことになるのであります。

相川　髪の毛が細いとか太いとか、あるいは耳アカの乾いているか湿っているかということと、神経質とは関係があるでしょうか。

森田　これは多少関係のないことはありません。骨格や体質というものと気質とはいろいろの関係があることが、近来しだいに研究されてわかってきています。まず体質は、これを痩せ型と肥え型と筋骨型とに大別することができますが、この体質の相違によって気質も違います。またこの体型と、皮膚のキメの細かさや粗さ、髪の毛の性質などもまったく関係がないとはいえません。

しかし、それをあまり立ち入って考えたり、机上論で考えたりすると、迷信におちいるようになります。たとえばナシとリンゴとは、その皮の固さやなめらかさで区別することができますけれども、逆説を応用して、皮がなめらかならばリンゴ、粗ければナシ、というふうに逆に考えてゆくと、大きな間違いにおちいるようになるのと同様であります。したがって、神経質には毛髪のやわらかい人が多いとしても、反対に毛髪のやわらかい人は神経質だということはできず、また顔の色によって神経質かどうかを決めることはもちろんできないのであります。

催眠術とその心理

大野女史（看護婦会長）　根岸病院に勤めていました関係上、先生には二十四、五年前からお世話になっています。長い間頭痛があって困っていましたが、先生の催眠術ですっかりよくなりました。

私はよく催眠術にかかりますので、指の手術も催眠術で痛くないようにしてもらいました。また先年強盗の話を聞いてから強盗が恐ろしくなり、夜中に夢にうなされたようにさわぐことが長くつづきましたが、ご診察を受けて先生の一言ですっかりよくなりました。

森田　催眠術はかつては非常に流行したものです。しかしこのごろでは、催眠術という名前では一般の人の気を引くことができないために、いろいろのもっともらしい名前の仮面をかぶって人を引きつけようとしています。また術をほどこすその本人さえも、それが催眠心理の応用であることを知らないことがあります。それは、精神療法を行なう上に必要な、催眠術についての素養がないからであります。

先ごろ通俗医学という雑誌社で、日本全国の通俗療法の種類を調べましたところ、三百何種類もあったそうで、精神療法はその半分くらいを占めているということですから、ずいぶん多いものです。私自身、医者になって後にも、大霊道や気合術など、いろいろの通俗療法を調べたことがあります。「破邪顕正」という言葉がありますが、さまざまの色を知って後にはじめて純粋の白色がわかるのと同じように、さまざまの邪道、迷信を知り尽くしてのちに、はじめて正道、真実が顕現されるのであります。迷いつくしてのちにはじめて正しい人生観がわかるのでありまして、ただ通りいっぺんの見方では真に正しい批判はできないのであります。

私のところの療法で成績のよかった人は、みな前にさまざまのまちがった治療法を遍歴しており、そのためにいよいよ正しい方向をハッキリと観てとることができるのであります。井上君が読書恐怖に苦しんでいたころ、本を読むとき目と本の距離を正確にするため、三十センチの棒を作って目と本との間に立てて読んだというようなこともあるそうです。（その棒をみんなに見せる。）いま考えれば、ずいぶんおかしいことで、こっけいというにはあまりに悲惨であります。

催眠術はむかし、フランスのメスメルが唱えはじめたものであります。それでむかしは催眠のことをメスメリズムといい、それは術をかける人の精神が術をかけられる人の精神に感伝するもので、動物電気の作用によるものと考えられていたのであります。それと同じ考え方が今日の通俗療法の中にも残っていて、人体ラジウム療法とか、触手療法とか心霊感応療法とか、そうした考え方をあらわすいろんな名前がつけられているのであります。

この催眠術と同じ原理のことは、古代からいろいろの形で行なわれており、マジナイやご祈祷《きとう》はもとより、キリストがイザリを立たせたり、死人をよみがえらせたりしたのも、それが誇張されたものであります。

またときどき大道で、小さな本を売るために書生のような風態の男が、いろいろの奇術をやっているのを見かけることがあります。多くは子どもを相手にして、つかまえた棒がどうしても手から離れないとか、おとなが子どもと一本の棒で押し合って、どうしても子どもに勝てないとかいうことがあります。このようなことは、すべて催眠心理で説明のできることであります。

マジナイでは、たとえば歯が痛むときに、石でお守りの札を柱に釘で打ちつけると、そのカンカンという音とともに、その痛みがズンズンと静まってゆくとかいうことがあります。また、山伏《やまぶし》行者の祈祷では、信者が神前で合掌して、御幣《ごへい》を高く差し上げていると、行者の「神さまがお降りになる」という合図とともに手の御幣が重くなって、しだいに下がってくるということがあります。日蓮行者のお加持《かじ》でよく行なわれているものに、合掌している信者の手がしだいにふるえるようになり、身体をゆり動かし、ひどい時は畳を蹴って高く飛び上がるとか、すさまじい運動をするようになります。それの軽いのは、岡田式の静坐法でも時々起こります。なお日蓮行者の方では、病は罪障から起こるといい、罪障を消滅することによってそれを治そうとします。その罪障は死霊、生霊その他の障りであるから、まずそれをあばき出さねばならないというわけです。それで祈祷のときに手がふるえ出すのは罪障の浅い兆候であり、行者が秘術を尽くしても少しも反応のないのは、罪障が深くて「浮かばれない」というのであります。それはたとえばフロイドの精神分析で、分析者の予定どおりにいかないものを、「抵抗がつよくて治りにくい」とかいうのと同じ条件であります。日蓮宗などの行者は、信者の手がふるえ出すのを見て、「お前は何者か、どこからきたか」と釣り出しをかけると、信者はフイフイと心に浮かぶままに、「おれはどこそこのキツネだ」とか、「三代前にゆくえ不明になった女です」とか口走るようになります。天理教祖の中山みき子は、いつも息子のロイマチスの痛みを真言行者のお加持で治していましたが、ある時に、息子の痛みがはげしい時、いつもの加持台の女がいなかったので、ちょっと自分がその代理をつとめたところ、はじめて「われは天の将軍であるぞ」といいだしました。これが天理教の興ったはじめでありまして、この日が同教の祭日になっています。こんなことがなぜ起こるかは、催眠心理をひととおり知っていれば、たやすく理解することができ、けっして神秘でも不可思議でもないということがわかるのであります。

さて、催眠心理を説明する前に、まず古閑君にたのんで実験をご覧に入れます。催眠術をかけられる人は、現在看護婦会長をしている婦人で、むかし私が催眠術で頭痛を治してやった人であります。

（古閑氏の実験）

被術者はイスに腰かけて、いわれるままに両腕を前方に伸ばす。古閑氏が、「両手がしだいに近よって、手のひらがくっつく」というと、しだいしだいに両手が近よってきてそのとおりになる。また古閑氏が被術者の手を胸にあてさせ、「手が胸にくっついて取れない」といえば、その手を胸から離そうとしても離すことができない。「いまよく眠っている。目があかない」といえば、目をあけることができない。「いま目がさめる」と合図すれば、目をひらいてボンヤリしている。

次に、森田先生がとつぜん、「あなたはいま眠る」といったところ、被術者は直ちに目をつぶった。次に「あなたの目は見えなくなった」といっておいて、立たせて目をあけさせ、目の前に手を出して、「これは何ですか」とたずねても、「わかりません」という。次に紙片を出して、「これはあなたの写真です」というと、「いいえ、ちがいます」という。（これはうまくゆかなかった。）次に被術者を歩かせておいて、「いま手を打つと、その足が動かなくなる」といって手を打つと、その姿勢のまたちまち歩けなくなった。

森田　はじめに古閑君が被術者の両腕を寄せたのと同じやり方で、真言秘密の法「棒寄せの法」というのがあります。これは信者にその両手で二つの棒を持たせて立たせておいて、行者が真言ダラニをとなえていると、その棒がしだいに近よってきて、しまいにはくっつくようになります。また、いま私が被術者を歩けなくしたのを、真言秘密の法では「不動金しばりの法」といっています。

催眠術とは要するに術者が、相手に少しもほかのことを考える余地を与えず、ただ一途に術者のいうとおりの気持ちになってしまうように、相手の心を奪う方法であります。それで催眠術をかけるときには、相手の注意をすっかりこちらに集中させてしまうためにいろいろの方法が用いられていますが、その中で一気に掛け声をかけて相手の虚をつき、その心を奪ってしまうのを気合術といっています。

術者のいうとおりに相手の気持ちがなるのを「暗示」といいます。いま催眠術をかけられた婦人も、催眠術がよくかかるので、痛みを止めて指の手術をすることができたり、耳にも目にも術者からいわれるとおりに聞こえたり見えたりします。「そこは水がいっぱい流れている」といえば、着物のスソをまくって歩いたり、「スミレがたくさん咲いている」といえば、しゃがんでそれをつみとる動作をするというふうであります。またこれぐらいの程度に催眠術がかかるようになれば、「人格変換」といって、術者のいうとおりに、キツネにでも神さまにでもなったような気になるのであります。いつかある女中を、下田歌子に人格変換させたところ、その女中が堂々と卒業式の訓示をやったのにはおどろきました。こんなふうに、手がふるえたり、飛び上がったり、人格変換をしたり、お加持やご祈祷でできることは、催眠術でもたやすくできるのであります。

すでにお話したように、他の人から誘導され、あるいはいわれるままに、その気になるのを一般に「暗示」といいますが、自分自身にふと何かの感動をともなった観念が起こり、その気持ちになり、その観念に支配されるようになることを自己暗示といいます。たとえば、神さまというものの不思議な力を感じている人が、ご祈祷のときのおごそかな状況から、何となしに持っている御幣の重さを感じてそれが下がるというのは、自分自身で神さまが乗りうつると考えるところの自己暗示でありま す。もしこのとき、祈祷者が「御幣が下がる」といい、そのために下がるとすればそれは「言語暗示」であります。また、かねてキツネつきや死霊のうらみなどの物語を聞いて恐怖心にとらわれている人は、行者がお加持のときさまざまの仕草をするのを見て何となく恐ろしさを感ずるとき、ふとキツネや死霊のことを思い出し、いつの間にか自分がキツネや死霊になった気持ちでさわぎ出すようになります。これも自己暗示でありまして、かねての恐怖観念から、自分勝手に夢を見ているときのような気持ちになり、それが実際の活動となって現われてくるのであります。このように、自己暗示によるものでありますから、キツネつきや幽霊などの存在を信ぜず、あるいはそれに対する恐怖観念をもっていない人には、いくら行者が骨を折っても、けっして迷信的な現象は起こらないのでありります。これによっても、仏も鬼もけっして外界の存在ではなく、みな自分自身の心の中の作用であることがわかるのであります。

またお加持のときに手がふるえるというのは、信者が一心こめて固く合掌していると、疲労とともに力の均勢がとれなくなるからであります。それはたとえば、足をそろえて正しく起立していると、しだいに身体がゆれ出すのと同様であります。こうしてふるえがつよくなってきたとき、行者が適当な誘いをかけると、信者は不思議と恐怖の念がしだいに強まり、恐怖とふるえが交互に刺激し合って増長し、しまいには畳から飛び上がるようにもなります。このような場合でも恐怖にもとづく自己暗示がなければ、そんなことはけっして起こらないのであります。なお、その上お加持では、「ふるえるのは因縁がよく、性のよいもので、早く浮かばれる」とかいうので、信者は自然に周囲から暗示をうけているので、お加持のときに自己暗示にかかりやすいのであります。

むかし「本能療法」とかいって、自発的にマッサージ様の運動を起こさせる療法がありましたが、これもお加持のときの身体の震動と共通性があるようです。この療法で宣伝するところによりますと「人間には絶大微妙な本能の力があって、みずから病気を治す働きがある。それは身体の億兆の各細胞の自然活力である。その活動は無意識的、自発的であって、各病者がみずからその患部を目あてになで、もみ、たたき、運動し、活動するものである」とかいっています。この本能療法の「身体細胞の自然活力」と「自発的マッサージ様運動」との間には、大きな論理の飛躍と矛盾があるのですが、それを信ずる人には医師でさえもその矛盾に気がつかないのであります。私も古閑君も、実験のためかなり熱心にこの本能療法の「自発的運動」とかを起こそうと努めてみましたけれども、どうしてもそれが起こらないので中止したことがあります。自己暗示を起こすような有力な条件がないのに、わざとそれを起こそうとするのは元来ムリなことであります。批判力がつよく疑い迷っている者は、精神が集中せず注意の固着もできませんから、催眠術にもかからないし、本能療法の「自発的運動」も起こらないのであります。

なおここで、「観念運動」ということを理解しておくと、わかりやすくなります。私どもはたとえば何かの機会に、「淋しい」ということを感ずれば「闇夜」とかいうような観念が起こり、同時に「身体をすくめる」という運動が起こります。つまり、私どもの感じと観念と活動とは、影が物体にともなうように、けっして別々に存在することはできず、かならず同時に起こる現象であります。だから私どもに何かの考えが起これば、必ずそれに相当する表情、姿態、活動というものがともなってくるのであります。

いま、何か空高くそびえているものを想像すると、自分で気がつくかどうかに関係なく、自然に目を上げる運動をします。また文字を読むとかすかに口に言語運動が起こります。軽業のあぶないところを見ると手に汗をにぎるというのもそれであります。

私どもは何か心に思いつめていることがあると、気のゆるんだ拍子に、ふとそれを口走ることがあります。自動車の危険を恐れていると、自動車が通るときその方に吸い込まれるような気がします。読心術という遊戯がありますが、室内にある一定の品物を心に思いながらその室内をグルグル歩きまわっていると、いつとはなしに身体がその方に引きずられてゆきますから、そばで見ていてどんな品物を心に思っているかがわかるのであります。また、ある人に紙の上で鉛筆を持たせ、その手の上にフロシキをかぶせて自分の手が見えないようにし、自分の姓名を一心に思い込ませておくと、自分でも知らないうちに紙の上に自分の姓名が書かれている、ということがあります。

この観念運動の複雑なものが、キツネつきとか本能運動とかいう自己暗示によって起こるいろいろの運動であります。

体重が十五キロふえた

古閑　私がつれてきたこの人は十九歳で胃アトニーでしたが、はじめ入院してしんぼうができず、中途で退院しました。しかしどうにも苦しくてしかたがないところから、またやってきて、こんどはよくやりました。それですっかりよくなり、四ヵ月あまりの間に体重が十五キロ（四貫匁）ふえました。

森田　このようになると、ずいぶん愉快です。この人は、私がはじめて診察した時には非常にやせていました。修養したいという努力心も乏しいようで、意志薄弱性のものかと思っていました。古閑君がX光線で検査した結果は、弛緩性の体質で、すべての内臓が一体に下垂し、したがって胃も下垂し、弛緩していました。この人が初めてきたとき、見ると下腹部に小さな枕を当てて内臓を押し上げています。聞くと、すでに二年来つづけて当てているということでした。こういうやり方が近ごろの物質医学の一般的傾向でありますが、それはきわめて器械的な浅はかな考え方であります。それはまったく、人間の自然良能というものを無視しています。こういうやり方と、消極的な安静や食養生とが相まって、いたずらに患者を虚弱にしてしまうのであります。ところが古閑君のところに入院してからは、まず第一に、こんな腹当てを取りのけることを命ぜられ、さらに作業療法をすることによって、このような好成績を得たのであります。この人の場合は、ほんとうの胃アトニーでありますが、神経質の胃アトニーはほんとうのものではなく、精神的に自分で作り上げたものです。しかし、神経質の胃アトニーの症状は、ほんとうの胃アトニーと一見しただけでは区別ができないようになるものであります。神経質の胃アトニーは私の著書を読んだだけでたちまち治ることが多いものですが、当然のことであります。その上、ほんとうのものまで私の療法によって同様に治るというのは、うれしいことであります。

この会でおなじみの早川君の兄さんは、私のところに入院して胃のアトニーが一週間以内に治り、十五年来の食べたものを逆もどしするという反すう癖がやはり起床後二、三週間のうちに、いつ治ったともわからずに治りました。こんな場合には、私自身でもほとんど奇跡的と思うくらいです。

精神的のものでなく、真正のアトニーでも私の療法によってある程度まで健全になるであろうということは想像できますが、ただ真正のものは意志薄弱をともなうことが多くて、それを治したいという努力の心が足りないために、治療がむずかしいということになります。このような患者に対して普通の物質医学の消極的な療法を用いると、なおさらズボラになり、虚弱になるのであります。

4 強迫観念の原理と治し方

強迫観念は逃げ腰の心理である

林（会社員）　満二ヵ年アメリカにいたんですが、雑念恐怖のために仕事も手につかないくらい苦しみました。神経病専門の医者にも二人かかりましたがもてあまされ、「日本に帰れ」といわれました。いつかその一人の医者から、「人の心の働きは頭の中に引き出しがいくつもあるようなもので、普通の人はその時その時に用のあるものだけを引き出すが、君は何でもいっしょくたに引き出すのだ」といわれました。

森田　林君は強迫観念を治すために、アメリカからわざわざ帰ってきた人です。ところで強迫観念は、自分で治そうとすればするほど、ますます悪くなるものです。対人恐怖などで、自分の病気が治らないと主張する人は、いつまでたってもけっして治る時節はきません。その人は、いくら仕事ができるようになっても、また演説が普通にできても、けっしてよくなったとはいいません。いつまでも、「人前で恥ずかしい、思うことがスラスラいえない」とかいい張ります。それは夏は暑く、冬は寒いのと同様に、人前で恥ずかしいのもどうすることもできないということに気がつかないのでありま す。神経質症状の場合、苦痛をなくしよう、のがれようとする間は十年たっても二十年たってもけっして治りませんが、苦痛はどうすることもできない、仕方がないと知り分け、往生したとき、その日から治るのであります。すなわち、逃げようとするか、踏みとどまるかが治ると治らないとの境であります。

だれでも経験のあることと思いますが、子どものとき暗い淋しい夜道を、恐ろしくて走って早く逃げ抜けようとするとき、自分の足音がバタバタと後から追いかけてくる足音のように聞こえ、恐ろしさに無我夢中になります。そうなってはもはや、踏みとどまろうとする思案も気力もなくなってしまいます。もしこのとき、息をつめ下腹に力を入れてしずかに歩けば、その恐怖もいつの間にかなくなるものだということを、たいていの人が知っているでしょう。

また学生時代に学期試験のとき、あと二、三日で試験が終わるというころ、郷里へ帰る準備をはじめますと、（私どもの学生時代は、学年試験が終わるとすぐ夏休みになりました）土産物を買うとか荷造りをするとかして、楽しい郷里での生活を空想し、試験のことはどうでもかまわないというやけくそな気持ちになることがあります。また神経質の患者が治療法の広告に迷うとか、あるいはここへ入院して早く治したいとかいう気分がおこるときには、学校を休学しても、あるいは会社をやめてもかまわないという気分になることがあります。それは「逃げ腰」になるからであります。このような場合、学校や会社の勤めを自分の生活の第一条件にし、自分の病気のことを第二にして、休暇を利用して精神修養をするとかいうことになれば、それだけでも病気は進まないでよくなるのであります。

つまり「逃げ腰」になるというのは、対人恐怖の人が「人前で恥ずかしく思わないように」とか、あるいは不潔恐怖の人が「汚なくてゾッとする感じをきれいさっぱり気の晴々するように」と思って手を洗うときとか、あるいは鼻の先が目ざわりになるからそれを見ないようにしようとかするときで、すべてそのイヤな気持ちをなくしてラクになろうとすることであります。しかしそうすればするほど胸はムカムカし、目はくらむようで、頭はガーンとして気も取り乱すとかいうふうになるのであります。

これは団体行動の場合でも同じで、たとえばむかし富士川で平家の大軍が水鳥の羽音を敵の襲来と間違えて潰乱し、一気に京都まで逃げ帰ったとか、ナポレオンに追撃されたロシアの何万とかいう軍隊が、何とかいう河で大半溺死してしまったとかいうようなもので、恐怖におそわれてひとたび逃げ腰になると、すっかり思慮分別を失って、踏みとどまるということがまったくできなくなってしまうのであります。

そこで兵法でも、強迫観念の治し方でも、「背水の陣」ということが必要になってきます。後に水があって逃げることができないときまると、勇気は百倍して、死地にはいって初めて生を得るようになるのであります。強迫観念も、逃げることができない、治すことができないときまれば、そこで初めて全快するのであります。

近ごろ新聞で、よく女が強盗を追っ払ったとかいうことが出ていますが、女は強がろうとすることがなく、自分をどうすることもできない弱い者であると覚悟することが早くて、めくらめっぽうにふみとどまることができるからであります。

「背水の陣」ということと同じ関係でありますが、実戦の場合、少数の敵をかこむときはけっして四方から攻めてはいけないといわれています。一方をあけて三方から攻めるがよいということです。四方から攻めると、「窮鼠《きゅうそ》かえって猫をはむ」というように、その窮した敵は必死の覚悟でかならずその一方に向かって突破しようとしますから、その勢いは当たるべからざるものとなるのであります。強迫観念やその他の症状でも、逃げ道さえなければ、生命の力のおもむくところは、欲望のままに困難を突破するよりほかに方法がなくなるのであります。

強迫観念には、常識から考えるとずいぶんこっけいなものもあります。ある患者はハシの持ち方恐怖になり、自分のハシの持ち方が人並みでないということを気にして、人と食事を共にすることができず、しまいには交際もできないようになり、いつもそのために苦悩するようになりました。この例などは、単に苦痛からのがれようとすることだけのために物の見境いがなくなり、ちょっと常識を働かしてハシの持ち方を稽古しさえすれば、一両日で人並みになれるということに気がつかないのであります。

また先ほど話したども り恐怖はわりに多いものですが、対人恐怖の中でもとくに治りにくいものであります。このどもり恐怖のことを吃音矯正所などでは「難発性吃音」とかいっていますが、それは一般のどもりとちがって自分で治そうとすればするほどますます悪くなるものであります。この種の人も、単にその「逃げ腰」ということのために、しまいにはまったく人と交際ができず、返事さえもできないようになることがあります。

デモステネスは、非常などもりでありましたが、ある訴訟に負けたことから憤慨して、ひとり弁舌を練り、しまいには大雄弁家になったということであります。このデモステネスと、どもり恐怖の人とを比べてみますと、どもり恐怖の方はあまりにも無智で、あわれなものというよりほかはありません。

これによってみても、強迫観念はひとたび、逃げ道はない、治すことはできないということをよくよく知り分けさえすれば、その苦痛はただこれを忍受し、恐怖を突破して新生面を切り開くよりほかに方法はなく、はじめてそこに悟りが開け、強迫観念は全治するのであります。

黒川（軍人）　いま先生がいわれたことと関係のある自分の出来ごとを申し上げます。昨年十一月末、私の三歳の女の子が赤痢にかかり、妻にも感染しました。後に残ったのは二歳の赤ん坊と女中とで、その上私の勤務は忙しく、非常に心労しました。赤ん坊は親類に預け、家は女中に留守居させて、私は午前は役所に、午後は病院と赤ん坊を預けてある親類に行くという生活を、妻と女の子が退院する十二月の末までつづけました。ところが、親類に預けてある赤ん坊が湿疹から股のところの淋《リン》巴《パ》腺がはれ、その切開から次には筋炎になり、全治するのに二月の末までかかりました。するとこんどは長男が肛門周囲炎にかかるというふうで、十一月から三月まで家庭に病人がたえなかったのであります。

こんなわけで今年の正月は病院で迎えたのでありますが、元日には森田先生への感謝をこめて歌をつくりました。その歌の上の句はちょっと忘れましたが、下の句は「形外（森田博士の雅号）の御名にぞ吾は、おろがみにけり」という言葉でありました。そのときの私の気持ちをいえば、「のがれることはできない」ということを観念した背水の陣でありました。それからは病人が快方に向かうと同時に私自身の神経質の症状もしだいによくなりました。

布留　私は逃げて失敗したことをお話します。私は、高等学校のときは理科だったのですが、大学は文科にはいりました。なまじっか理科を出ているので、大学卒業後もし就職口がなければ再び医科にでもはいればよいという逃げ道がありましたので就職の方にも力をそそがず、どっちつかずのうちに失業者になってしまいました。

恥のかきついでにもう一つ懺悔します。私は心理学専攻なのですが、在学中試験が通れば英語の教員の免状がもらえるのです。はじめは英語の講義に出ていましたが、一週間にただ一回の講義に出るのが面倒で、やめてしまいました。そのときのいいわけは、なまじっか高校の教員などにおさまったら大へんだと、自分では背水の陣のつもりなんです。自分のズボラをごまかす逃げ口上に「背水の陣」を持ってきたわけで、神経質の悪智のよい見本です。

六崎（店員）　私は訥弁《とつべん》恐怖症で、電話に出るのが、それはそれは恐ろしいです。何だか声が上ずってしまって、自分の声が出ません。すると、四方からみんなの視線が集まってくるような気がします。交換嬢にペラペラいわれると、もう何が何だかわからなくなって、そのまま電話を切ってしまうことがあります。時には相手が「今日は」というと、「さようなら」とか、トンチンカンな返事をすることもあります。まったくもうメチャクチャです。といって商売柄電話は毎日何べんもかかってきますので、出ないわけにはゆきません。なるべく出ない工夫をして、ジリリンと鳴ると、急にそこらの用事をするふうをします。すると小僧が出ます。しかし小僧ではやはり心配なので、仕方なく私が出ることになります。前からチャンと返答を考えておいて出るのです。そんなふうで店に勤めている以上電話に出ないわけにはゆきませんので、しまいにはクソ度胸をきめて、間違えばいい直し、聞きそこなえば問い直すという態度になりました。

もう一つお話しますと、支配人から出張のお供を命ぜられたことがあります。同伴を申し渡されたときには、支配人は自分のこの苦しみを知らんのかと恨んだものです。その支配人は上戸で、お得意先では歓待されてかならず酒が出るということでありましたので、自分もそのときに恥をかかないようにと考え、出張の前から私は毎晩五勺の酒で練習し、一週間目には一合飲めるようになりました。この酒を飲むということは、私には一大事件であったのですが、身体も別に何ともなく、出張中も事なくすんで使命を果たすことができました。往生してしまえば、うまくゆくものだと思います。

事実に服従すること

布留　私の強迫観念全治の動機についてお話します。私は主に道徳恐怖で苦しんだのですが、たとえば十円の借金でも気になります。返せばよいようなものの、相手が友人だと笑ってなかなか受け取ってくれません。それをしつこく返そうとすると気が小さい奴だと軽蔑されるし、そうかといって十円の金を返さないために悪人になるのはイヤだし、この二つの気持ちが争って、いつまでも果てしがつきません。こんな例はいくらもありますが、それらの悩みがふとしたことから、うそのようにケロリと治りました。それは、自分というものはガリガリの利己主義で、とうてい孔子などのような真似はできないということがわかったからです。それまでの私は、「聖人が人間の中でもっとも上等であるから、聖人になるべし」という義務観念に追われていました。それにその義務に反するような行為をすると、神仏のたたりが恐ろしい、という目に見えない恐怖がありました。神仏は存在しないといっても、在ることが証明できないのと同様に、無いということも証明できません。それで、もし神仏というものがあったら――と考えると、そら恐ろしくて気も狂いそうになります。つまりこの恐怖が私の生活の背景になっていて、それが十円の借金の悩みにも現われてくるのでしょう。この二つのことの観念連合があまりに早くて、神罰恐怖のために苦しいということには気がつかなかったのではないかと思います。それでわずか十円のことにしては大きすぎる自分の悩みの正体がわからず、そのためによけい苦しかったのだと思います。それをたとえてみると、夜中ある物音におどかされて身の毛がよだち、胸は波だち、力は抜けて手足がきかなくなる。何だろう？　その理由がわからない、しかし勇気を出して電燈をつけて見たら、ネズミのしわざであったということがわかって、これで安心ということになったのと同様に、十円の悩みのもとが、じつは神さまであったということがわかったのであります。

しかしまだ、これだけでは強迫観念が治るというわけにはゆきません。じつはその神罰そのものが恐ろしいのであります。どうしてこの恐怖がとれたかが、かんじんのところですが、ええと……あきらめたとも少しちがうし……。

森田　罪を犯せば当然罰を受ける。

布留　ええ、そうです。そのとおりです。自分で犯した罪の報いならば、罰を受けても仕方がない、永劫の責苦も受けようと覚悟をきめた時に治りました。今はもうなれて、そんな覚悟もいりません。「事実唯真」であって、何の理屈もないのであります。

森田　いまの話はちょっとむずかしくて、みなさんにはわかりにくいかもしれません。不道徳なことをすれば将来罰を受ける。その恐怖がどうしてなくなったか。つまり泥棒をすれば刑務所にゆく、食べ過ぎれば下痢をする、ゴロ寝すればカゼをひく。「事実唯真」でどうにも仕方がない。ただ事実に服従するだけです。仕方がないから往生するというだけのことで強迫観念が治るのです。泥棒しておきながらつかまらないようにしよう、いかもの食いしておきながら下痢しないでおこうと思うから煩悶にもなるのです。

しかしこのことは、このことが会得され、体得されてはじめてわかることで、「もし強迫観念の苦痛がそんな簡単なことで治るなら、自分もこれからそうしよう」という理屈や工夫では治りません。布留君が、自分の苦しみの理由がわかって治ったというのは言葉の上の説明でありまして、事実はこれと反対に治ったから理由がわかったのであります。「ウナギはうまい」ということは話だけではわかりませんが、食べてはじめてそのうまいことがわかるのであります。

ここの療法は、「事実唯真」ということを自然に体験させる仕組みになっていますから治るのでありまして、単にその理論がわかったから治るのではありません。ある一定の実行が積まれて、その体験ができてはじめて治るのであります。禅の言葉に「啐啄同時《そったくどうじ》」ということがあります。卵からヒナが生まれるときに、内からヒナが成熟してこなくては、外から早く卵をつつきこわしてもヒナは生まれないのであります。

入院患者の日記を一つ批評してみます。ある患者の日記に、「夜は木の板に〝事実唯真〟の彫刻をする。興味が起こらず居眠りをもよおす。小刀を動かすだけで時間のくるのを待つにすぎない。困ったものである」と書いてあります。それに対し、私の赤字の批評に「それでよい、当然のこと」とあります。次に、「第十日、寝床に未練を感じたが思いきって起きた。一日中熱のない仕事ぶり。他の人がやっているからやるというにすぎない」とあります。私の批評は「それで上等、これを従順という」としてあります。

昼間一日働いて夜は疲れてねむくなり、彫刻をしても身がはいらない。それはその時と場合における当然の心身の状況でありまして、腹のへらないときに食が進まないのと同じことであります。何とも仕方のないことです。このときに、仕事に身がはいらなくてはいけないとか、食が進まなくてはいけないとか考え、自分で自分の心に反抗して自分の心をやりくりしようとするのを「心が内向く」といい、「自然に服従しない」というのでありまして、この反抗心が心の中の争いをひきおこし、強迫観念のもととなるのであります。次に夜業のとき「時間のくるのを待つ」というのは、イヤイヤながらよく入院規則を守ることでありまして、これを「従順」というのであります。このように、自分の心に反抗せずに、素直に規則を守っていさえすれば、腹のへるべき時にはへり、興味の起こるべき時には起こってくるのであります。

仕事に熱がなく、興味が起こらない時には、ただ規則に示されたとおりに、他人の真似をするとか、仕事のふりをするとかしておればよろしい。ただ、規則に従ってさえいれば、従順なのであります。まだ腹はへらなくとも、いり豆をちょいちょいつまんでいるうちに食欲がそそり出されるように、仕事でも素直にイヤイヤながらやっているうちに、ついつい身がはいって興に乗ってくるようになるものであります。このへんのことを体得することがだいじであります。

それと反対に、ズボラではいけない、気を引き立てなければいけないと、自分で自分の心に対抗する時には、それがとらわれとなってかえって心の自然の働きがきかなくなるのであります。

強迫観念の心理は、要するに自分の心の自然発動に対して反抗しようとするために起こる精神葛藤であります。人前で恥ずかしがってはいけない、物を汚いと思ってはいけない、死を恐れてはならない、腹だち、盗心、悪心を起こしてはならない、とかいって無理に自分の自然の心に反抗しようとするとき、対人恐怖、不潔恐怖、不道徳恐怖とかいう強迫観念を起こすようになるのであります。

私どもには時と場合によっては盗心も起こります。それはおいしいものを見れば食べたいと思い、欲しいものを見れば手に入れたいと思うのと同じことであります。親鸞上人も自分でこの心を自覚されたからこそ、自分は悪人であり、罪人であるといわれたのであります。しかもそれを自分で治すことはできないから、阿弥陀さまにおまかせするといわれたのであります。それが親鸞の悟りであり、強迫観念を超越したゆえんであります。

たとえばいま、私が金がほしくて盗心が起こるとします。その心を否定しようとせずにそのまま自由に解放しておくときには、いろいろの考えが起こってきます。千円ぐらいのはした金は盗んでも仕方がない。しかし十万円となると、ちょっとおっくうで薄気味がわるい。結局は盗んで刑罰を恐れる苦労をするよりもがまんした方が得だ、とかさまざまに考えているうちに、「心は万境に随って転ず」で、いつの間にかその盗心も流れ去って安楽な気持ちになっている、というふうであります。自分の心をむりやりに押さえつける必要は少しもないのです。

また入院中の人が、初めは仕事がイヤでも、その心のままにこれを否定し抑圧しようとしないで、ボツボツやっていれば、心は自然に外向きに流転して、いつの間にかいわゆる仕事三昧になるということはたやすく体験できることであります。

布留　いつか日記に、「画をかくときはいつでも熱心になるが、勉強の方はうまくいかない」ということを書いてご批評をうけたことがありますが、このことを話して下さいませんか。

森田　画は好きでおもしろいから熱心です。勉強はその字義からもわかるように苦心、努力することです。だから布留君のいうことは、「遊びにゆくのは熱心だが、苦しい仕事はうまくゆかない」とか「ヨウカンは好きだが、薬はきらいだ」とかいうのと同様です。

さて、画がおもしろいというけれども、ひとつにはそれが君の本職でなくて気ままにやれるからで、もし君が画学生であったとして、二十人に一人の競争試験を受けることになったらどうでしょう。そのときには画題を研究し、筆致や色彩を工夫するとか、なかなかの勉強を要することになるでしょう。このときには、あるいは布留君をして、「読書の方は熱心になるが、画をかくことはうまくゆかない」という歎声をもらさせることになるかもしれません。また、「遊びごと」といっても、遊覧地の案内人になったり、お客をとりもったいこもちになったりすれば、普通の勉強よりはいっそう苦しいかもしれません。

それでは、「熱心になる」とか「好きになる」とかいうのはどんなことか、またそれは時と場合でどう変化するかということをくわしくお話すればおもしろいけれども、それは短い時間ではできません。成果がハッキリ現われるものはおもしろいとか、人に頼まれるとたちまちイヤになるとか、義務観念でやるとおもしろくないとか、「好きこそ物の上手なれ」とかいうふうに上手なことが好きになるとか、いろいろの場合があるのであります。

ところで、布留君が提出した問題の目的は、「どうすれば自分で好きなおもしろいことをしないで、苦しい勉強にはげむようになることができるか」ということであります。それはいいかえれば、「苦しいことが楽になり、苦《にが》いものが甘くなるにはどうすればよいか」ということになり、もともと無理な相談なのであります。

だからこのような場合には、画をかくのがおもしろく、勉強が苦しいのは当然のことだということを知らせ、それはどうすることもできないということを覚悟させることが必要であります。その上で、いやな苦しいことは忍受して、しなければならないことはする、ということです。

それならば勉強ばかりしていて、画をかくことはやめなければいけないかといえば、そうきめることはできません、森鷗外は医学博士でありながら、小説家であって、文学博士にもなりました。呉健という医学博士は油絵の大家でもあります。私も医者でありながら、ずいぶんいろいろのことを好きで研究しているのであります。これはみな、各人の自分の感じから出る生活上のやりくりでありますから、これをどうしなければならないという規準を定めることはできないのであります。

私どもの日常生活においては、いつもどうすればよいかという迷いと心の争いから寸時も離れることのできないものでありまして、またそれが多ければ多いほどその人の生命が充実しているということを忘れてはならないのであります。

坪井　夜ねむいとき、仕事を変えないでやっているうち身のはいる時もあり、仕事を変えた方がよい時もあってなかなか決められないから困ります。

森田　こんなことは臨機応変でやるほかなく、どうも教えることができません。つまり欲望と苦痛の相対関係できまるのでありまして、欲望が大きければ精神が緊張して、ねむいこともなくなるのであります。

私がいつもいっていることですが、休息は仕事を中止することではなく、仕事の転換の中にあります。ねむくなるのは物に飽くということと、疲労との結果でありますから、やはり仕事の転換をした方がよい。無理に気を張るとか、興味を引き起こそうとするのは、もっとも下手なやり方であります。中国の昔のえらい人には勉強する時ねむくなれば股にキリを刺したとか、上からひもを釣って首にかけたとかいうことがあるそうですが、これはあまり賢いやり方とは思えません。

死は当然恐ろしい

近藤夫人　私は以前、もっと症状のひどかったとき、死ぬことを恐ろしくないようにしたいと思って、いろいろ工夫したことがあります。しかしどうしても死ぬことが恐ろしくて、とうとうここに入院したのであります。近ごろになってようやく、死ぬことを恐ろしくないようにいくら工夫してもムダだということがわかってきたようです。

森田　いまの話で思いつきましたが、私もむかし、「どうせ死ぬことはのがれられないなら、死の恐怖だけでもなくしたい」と考えたことがあります。ちょっと考えると、おもしろい理屈のようですが、じつはまったく論理に合っていません。「死はのがれられないからこそ恐ろしい。もしそれがのがれられるものなら恐ろしいことはない」。これが正しい論理であります。死の恐怖にとらわれている人も、この考え方になったら、すぐにも治ります。自分の考え方によって事実の真相を曲げようとすること、それが悪智であります。「のがれられないから恐ろしい」という事実を、恐ろしくないように考えようとするのが悪智であり、無理なことであります。

『参同契《さんどうかい》』という禅の経文に、「四大《しだい》の性《しょう》自ら復す。子その母にあうがごとし。水は湿にして地は堅固、火は熱にして風は動揺」ということがあります。四大というのは「地水火風」で、宇宙生成の本元であります。これが本来の性のままである時には、子が母のふところにいるように安楽この上もありません。四大の性とは、水は湿って地は固く、火は熱して風は動いている、それがあるがままの性情であります。ところがそれを、火を冷たく水を熱くし、薬を甘くし苦痛を楽にし、さては生命を不死にしたいと考えるときにそこにムリができてきて、自由自在の働きができなくなり、母のふところにあるような安楽さは失われてしまう、という意味であります。

この火を冷たくし、死を恐ろしくないようにしよう、とかいうのを私は「思想の矛盾」と名づけています。「矛盾」とはアベコベになることです。恐れをなくしようとすればするほど、かえってますますアベコベに恐ろしくなります。早く眠ろうとすればするほど、かえってますます眠られなくなります。それに反して、恐るべきものを当然恐れれば、恐れまいとする考えはなくなり、考えがなくなればすぐ恐ろしくなくなります。つまり、当然あるべき事実を、そうでないようにとムリに人為的に作為しようとするのが、私のいう「思想の矛盾」であります。

笑いの心理と「笑痙」の治し方

古庄夫人　寺田寅彦氏の『冬彦集』というのを読みましたところ、その中におもしろい一節がありましたので、ここで読んでみます。（以下「笑」より引用・仮名遣い原文どおり）

私は子供の時分から、医者の診察を受けてゐる場合にキット笑ひ度くなるといふ妙な癖がある。此の癖は大きくなっても中々直らなくて、今でも其痕跡だけはまだ残ッて居る。

病気と云ッても四十度も熱があッたり、或は身体の何処かに堪へ難い痛があッたりするやうな場合はサスがにそんな余裕はないが、病気の自覚症状がそれほど強烈でなくて、起き上ッて坐ッて診察して貰ふ位の時に此の不思議な現象が起るのである。

先ず医者が脈を抑へて時計を読んで居る時分から、ソロソロ此の笑の前兆のやうな妙な心持がカラダの何処かから起ッて来る。それは決して普通の可笑しいといふやうな感じではない。自分の差しのべてゐる手を其ままの位置に保たうといふ意識に随伴して一種の緊張した感じが起ると同時に此れに比例して、身体の何処かに妙なクスグッタイやうな頼りないやうな感覚が起ッて、其れが段々カラダ中を彷徨し始めるのである。云はば辛うじて平衡を保ッて居る不安定な機械《メカニズム》の何処かに少しの余計な重量でもかかると、その為に機械全体の釣合がとれなくなッて、彼方此方《あちこち》がぐらついて来るやうなものかも知れない。実際カラダが妙にグラグラしたり、それを抑へようとするとカンジンの手の方がガクリと動いたりするのである。

弱い神経《ウィークナーヴ》と云ッてしまへばそれまでの事かも知れないが、問題は此れが「笑」の前奏として起る点にある。

舌を出したり、咽喉仏を引込めて「ああ」という気のきかない声を出したり、眼瞼《まぶた》をひっくり返されたりするやうな何でもない事が、丁度平衡を失ッてゆるんで居るキワドイ隙間《すきま》へ出くはす為だかどうか、よくは分らないが、場合によっては此んな事でも、とにかく既に「笑」の方に向って、倒れかかってゐる気分に軽い衝撃を与へるやうな効果はあるらしい。

いよいよ胸をくつろげて打診から聴診と進んで来るに従ッて、身体中を駆けめぐッて居た力無い頼りないクスグッタイやうな感じが一層強く鮮明になッて来る。さうして深呼吸をしようとして胸一杯に空気を吸ひ込んだ時に最高頂に達して、それが息を吹き出すと共に一時に爆発する。すると其れがちゃんと立派な「笑」になって現はれるのである。

何も其処に笑ふべき正当の対象のないのに笑ふといふのが不合理な事であり、医者に対して失礼は勿論《もちろん》甚だ恥づべき事だといふ事は子供の私にもよく分ッて居た。傍《そば》に坐ッて居る両親の手前も気の毒千万であッた。それでなるべくガマンしようと思ッて、唇を強くかんだり、コッそり膝をつねッたりするが、眼から涙は出ても此の「理由なき笑」は中々それ位の事では止まらなかッた。そのやうな努力の結果は却《かへ》ッて防がうとする感じを強めるやうな効果があッた。ところが医者の方は案外いつも平気で一緒に笑ッてくれたりする。さうすると、もう手ばなしで笑ってもいいという安心を感じると同時に、笑ひたい感覚はスウと一時に消滅してしまふのである。

かかりつけの医者に診て貰ふ場合には、それほど困らなかッたが、初めての医者などだと、もう見て貰ふ前からこれが苦になッていた。気にすればするほど却ッて結果は悪かッた。側に母でも居てこの癖をなるべく早く説明して貰ふより外はなかッた。それを説明して貰ひさえすれば、もう決して笑はなくてもいい事になるのであッた。

「男といふものは、さうムヤミに何でもない事を笑ふものではない」といふやうな事を常に父から教へられ自分でもさう思ッて居た。況《いは》んや何等笑ふべき正当の理由のないのに笑ふといふ事は許すべからざる不倫な事としか思はれなかッた。それで、或時誰れか他家の小母さんが「それは何処かオナカに弱い処のあるせゐでせう」と云ッてくれた時には、何かなしに一種の有難い福音を聞くやうな気がした。なんだか自分の意志によッて制すべくして制し切れない心の罪が、どうにもならない肉体の罪に帰せられたやうに思はれた。

所謂《いはゆる》笑ふべき事がない時に笑ひ出すのは医者に診て貰ふ場合に限らなかッた。

一番困るのは親類などへ行ッて改まッた挨拶《あいさつ》をしなければならない時であッた。殊に先方に不幸でもあッた場合に、向ふで述べるべき悔みの詞を宅から教はッて暗記して行ッて、それを其通りに云はうとする時に、突然例の不思議な笑が飛び出してくるのである。其時の苦しさは今でも忘れる事が出来ない。中々おかしいどころではなかッた。

併しさういふ場合に私が応接した多くのオバサン達は、子供の私がワケもなく笑ひ出してもそんなことはテンデ問題にもならないやうであッた。却ッて向ふでもニコニコして「大変大きくなッた」などといふ。そんな事を云はれて見ると、もう少しも笑はなくともいいやうになる。さうして同時に何とも云へない情ない自卑の念に襲《おそ》はれるのが常であった。

かういふ「笑」の癖は中学時代になッても中々直らなかった。そして其れが屡々《しばしば》自分を苦しめ恥しめた。おごそかな神祭の席に坐ッて居る時、真面目な音楽の演奏を聞いて居る時、長上の訓諭を聴聞する時など、すべて改まッて真面目な心持になッて身体をチャンと緊張しようとする時にキットこれに襲はれ悩まされたのである。床屋で顔に剃刀をあてられる時もこれに似た場合で、此の場合には危険の感じが笑を誘発した。

森田　文章がなかなかおもしろいですね。それは観察が微に入り細にわたり、普通の人のちょっと気のつかないところを深刻に描写してあるからであります。しかしそれも特殊の心理ではなく、少し深く自分の心を内省してみると、ふだん、だれにもあることで、寺田さんの場合はそれが普通より誇張され、拡大されているだけであるということがわかるはずです。なお、こんな場合に、とくに頭のよい理学者とか物理学者とかは、その観察が外形的、器械観的に深入りしすぎて、かえって内容的、条件的な考察がおろそかになることが多いものです。

ここで私が器械観的といいますのは、たとえば風についていえば、風速何メートルの時は樹木の枝をゆり動かし、何メートルの時には幹を動かすとかいう方面のことをくわしく観察し、記述するものです。一方、条件的といいますのは、低気圧がどんな方面に、どんな事情、条件によって起こるか、ということを研究するものであります。

かなり前から、心理学に「条件反射」ということが導き入れられて、私どもの心理現象をすべてこの条件反射によって説明しようとする学者もあるようになりました。この「条件反射」はもとロシアのパヴロフという生理学者が研究しはじめたもので、たとえば犬の胃に管をつけて胃液の分泌状況が測れるようにしておき、この犬に牛肉を見せると胃液の分泌が高まります。一方には鐘を鳴らすとか、色の電燈をつけるとかして、それと同時に犬に牛肉をやる習慣をつけますと、のちには牛肉なしに、鐘を鳴らしあるいは電燈をつけるだけで、かならず胃液の分泌が高まるようになります。私どものいろいろの精神現象も、かねての習慣によるいろいろの条件によって感情の発動が規定され、あるいはゆがめられているのであります。

「笑い」という現象が起こるのには、もとよりいろいろの条件のあることは、みなさんもすでにご承知のことでありますが、「笑い」にもいろんな種類があり、寺田さんの場合は「クスグッタイ笑い」であります。ところで、この「クスグッタイ」という感じは、私の考えによりますと、主として危険を感ずるとかいう精神緊張の状態が、案外何でもなかったということがわかり、急に精神弛緩の状態に変化した時に起こるものであると思います。そのハッキリした例は、たとえば父親が子どもを目の上高く投げ上げてそれを受けとめる、というような場合であります。その時、子どもはクスグッタクて、キャッキャッと高笑いをします。またワキの下は身体の急所でありまして、そこにつよく当たれば息も止まるところであります。そこにかるくさわると、安心のうちにもあぶなっかしさがあります。それがすなわち、クスグッタイという感じであります。

ここで、寺田さんの「笑い」について考える参考のために、ある十九歳の男の「笑い」のケイレン発作についてお話してみたいと思います。この青年は映画館に勤めていて、映写するのが仕事でありましたが、あるとき映写している最中にとつぜん腰が抜けたようになり、足がきかなくなり、同時に腹をかかえて笑い出すという発作が起こったのです。それが発作のはじまりで、その後は何かにつけてこの「笑い」とともに、全身の力が脱け、しびれるような感じの発作が起こるようになりました。たとえば急いで電車に乗ろうとする時、妹とケンカする時、あるいはおばあさんに叱られた時などに、急にこの発作が起こるのであります。それで私は、こんな現象がどのような条件反射から起こるのであろうかと、追究してみたのであります。

まず発作がはじめて起こったときの周囲の事情および心身の状況はどうであったかということを調べてみますと、その時の映画の画面はちょうど海岸の景色でありました。その時は一人で映写をやっていましたが、それはとても忙しく、労力を要する仕事で、そのときの身体の状況はカゼをひいたあとでひどく疲れていたそうです。その次に、「その映画の場面に関連して何か思い出すことはありませんか」と問いただしましたところ、「昨年の夏、海水浴場で男女の心中死体が引き上げられているのを見ましたが、見るも無残なありさまで、恐怖におそわれました。映画の海岸の場面を見てそのことを思い出しました」ということです。これによって、なぜ「笑い」の発作が起こったかがわかります。この青年は、映写中に、海岸の場面から心中死体のことが連想され、急に不快な気分におそわれましたが、そのとき、自分は責任ある仕事をやっている最中で中途で投げ出すわけにもゆかず、ここがだいじと思う一面、バカげた不快感を抑えよう、思わないようにしようとする心の葛藤が起こり、この大事なこととバカげたこととの葛藤がクスグッタイ感じとなり、それが笑いとなり、全身の脱力感となったのであります。笑いのはげしいとき、つまり腹をかかえて笑うというのは、一種の無力状態であり脱力状態であります。

このようにはじめの発作は、起こるべき条件が備わって起こったのですが、その後の発作は、はじめの発作の条件が自分でよく認識できないために、それを何かの病的異常と勘ちがいし、その笑いのケイレン発作そのものを恐れるようになり、はじめの原因、条件とは無関係に、予期恐怖からたびたび起こすようになるのであります。

寺田さんの場合も、はじめは理由なくして起こったものではなくて、きっと子どもの時に何かの理由で、起こるべき正当な条件があって起こったにちがいありません。ただその原因、条件は、この青年の例でもわかりますように、よほど自己観察のするどい人でなければ、自分ではよく認識することはできないものであります。もし、その第一回の発作のときに、その原因、条件を明らかに自覚し、認識することができたとすれば、そんな条件がそろうのはきわめて偶然のことで、めったにあることではないことがわかります。だから、たびたび同じような発作を起こすはずはありません。かりに、その当座は数回起こったとしても、間もなく忘れてしまうようになるはずであります。ところが、はじめの発作のときの認識が不充分で、そのために、「これからも何かにつけて正当の理由なしに笑いの発作が起こるのではないか」と、漠然とした予期恐怖にとらわれる場合には、それは無際限でありますから、折にふれて発作が起こるようになり、いつまでたってもそれが治らないのであります。

笑いの発作の予期恐怖がある場合、それを抑えつけ、あるいはなくしようとするのは、足場つまりフンバリ所のない努力でありますから、努力すればするほど無力感を招き、無力感は笑痙を導き、笑痙はますます無力感をつよめることになるのであります。私どもがふだん経験することですが、腹をかかえて笑うとき、その笑いを止めよう、腹の力を回復しようとすればするほど、ますますがまんできなくなり、いわゆる抱腹絶倒ということになるのですが、この場合ジッと静かにその笑いを起こした対象に心を向けていさえすれば、連想は間もなくほかのことに転換して、笑いの条件は経過してしまうものであります。

寺田さんは、「笑いの発作をガマンしようと努力する結果は、かえってその感じをつよめる」とか「気にすればするほど、かえってその結果は悪い」という意味のことをいっていますが、それは「かえって」ではなくて、そのガマンしよう、抑えようという努力の当然の結果として強迫観念性になったのであります。それと反対に、笑いの発作に反抗しようとしないで、素直に静かに、おかしいままにニコニコ笑っておれば、突発的に爆発するようなことは避けられるのであります。寺田さんの場合も、突然笑い出した場合、相手の人が気にもとめず平気であった時は、笑ってはいけないという心の抑圧がなくなるから、笑いたいという感じもなくなるのであります。

私があつかった笑いのケイレンをおこす青年も、みずから求めて笑いの発作を起こさせ、思いきり笑わせるようにさせたところ、間もなく治ったのであります。つまり不快感に対する反抗心をまったくすてて、それに服従する心境を体験させる手段をとったのであります。

寺田さんが床屋で散髪中危険を感じるときとか、改まった挨拶をしなければならないようなだいじなときに笑いの発作が誘発されるというのも、すでに説明しましたように、危険の中での安心、大事の中のバカげたことによって起こるクスグッタイ感じが原因になっていることがわかります。私があつかった例でも、ひとたび笑いの発作の予期恐怖にとらわれたのちには、電車に急いで乗るとか、妹とケンカするとか、きわどいことをするときに、この発作が発展するようになったのであります。

自分の目的をつきとめよ

森田　強迫観念に悩んでいる人は、まず第一に、自分は何を求め、何を目的とするかということをつきとめなければなりません。それを順々に追究してゆくと、自分にしだいに高い目的のあることがわかるようになります。そのときにはじめて、深い自覚に達するのであります。この行き着こうとする目的を忘れて、迷い子になっている状態がすなわち強迫観念なのであります。

神経質でも、上っぺらで自己内省の浅い人がときどき診察を受けにくることがあります。「どこがわるいのですか」と聞くと、「神経衰弱です」と答えます。「それではわからない、まず症状をいうように」というと、「物ごとが気になります。いろいろのことが苦しくてたまりません」と答えます。「いろいろのことではわからない。何がいちばん苦しくて、第一に治したいと思うことは何ですか」と反問すると、「神経衰弱を治してもらいたいのです」と答えます。こういう考え方を循環論理といって、それはちょうど「兄さんの年はいくつか」とたずねると「私より二つ上です」と答え、「あなたはいくつですか」と聞けば「兄より二つ下です」と答えるようなもので、どこまで行っても果てしがないのであります。つまり「物ごとが気になる」ということと「神経衰弱」とが循環するのであります。このような場合、何が気になり、それをどのように治したいかということを、具体的かつ実際的に追究してゆけば、はじめて循環がなくなってともかくある一定の方向に進路が見出されるようになるのであります。

それを赤面恐怖の例でいいますと、「人前で恥ずかしい」ということと、「大胆になりたい」ということとが循環するのであります。それはたとえば、「苦しい」と「楽になりたい」と、あるいは「冬は寒い」と「寒いと思わないようになりたい」とが循環するのと同じことであります。それは、ある事実と、それを否定したいということとの循環でありまして、結局不可能の努力であります。禅に「繋《け》驢《ろ》橛《けつ》」という言葉がありますが、それはクイにつながれた驢馬が逃げようとあせってグルグルまわればまわるほど、なわがクイに巻きついて動けなくなるというたとえです。それと同じように、強迫観念の人は苦しみからのがれようとすればするほど苦しくなって、身動きできなくなるのでありま す。

このような循環論理におちいるのは、物ごとを抽象的に漠然と考え、事実を具体的に観察しないためでありまして、わるくいえば、精神の発達がまだ充分でないことを示すものであります。

話は少し方向転換をしますが、子どものときからの精神発達の過程をたどってみると興味がありま す。小学時代の子どもに「大きくなったら何になるか」とたずねますと、「総理大臣になる」とか答えます。それは「世の中でいちばんえらい人になる」という意味です。次に中学時代になると、どの高校にゆきたいと考え、高校にはいるとこんどはどの大学にゆきたいというあこがれをもっていま す。いよいよ大学にはいると、こんどは哲学者、政治家、法律家、経済人、あるいは作家として一流になりたいなど、それぞれ大きな志望をもっています。しかしそれはまだ漠然たるあこがれの範囲を出ません。ところが社会に出て年を経るにしたがって、漠然たるあこがれがいくらかずつ現実的になり、抽象的な理想がしだいに具体的、実際的な目標に変わってきます。このように私どもの理想は、精神が発達するにつれて、しだいに変化してゆくものであります。

私は中学時代の初めごろは、仙人のようなものになりたいと思いました。それで、占いとか、骨相学とか、いろんな迷信的な研究に手を出したものであります。医学をやるようになったのは、境遇上偶然のことからで、初めから医者になろうと思っていたわけではありません。境遇上やむをえず医学のコースに進み、その方面の勉強をしているうちに、人間の問題は身体と精神の両方面から研究しなければならぬということを思い立つようになりました。このように私の理想は、いろいろの段階を経て今日に至っているのであります。

「えらい人になりたい」とか「立派な人格者になりたい」とか、「信仰を得たい」とかいうのは、まだ漠然たる空想でありまして、前にあげた「物ごとを気にしないようになりたい」とか、「大胆になりたい」ということに相当します。また、「精神修養をしたい」というのは、「神経衰弱を治したい」ということに相当します。このような考え方を私は「思想の矛盾」と名づけていますが、それは必ず目的とは反対の結果になるものであります。私どもは必ず一つ一つの事実についてありのままにそれを観察し、実行を積まねばなりません。そこにはじめて修養ができるのであります。「思想の矛盾」も「循環論理」も、この抽象的空想から起こり、それを現実に、具体的につきつめてゆくと初めて「事実唯真」ということがわかり、いままでの迷妄、苦悩から脱することができるのであります。

今日もいなかの人で、少々理解のわるい患者が診察を受けにきました。その訴えによりますと、十九年来不眠に悩み、酒や催眠剤を用いてどうやらこうやらやっているとのことです。私はいろいろ話をしたあとで、この患者のとるべき道に三つの場合があることを教えました。その第一は、現在のままで治さなくともよいということです。なぜならば、それは神経質の症状であって身体がわるいわけではなく、生命にかかわるものではないからです。そのまま世渡りもできるし、さしつかえはないからです。第二には、不眠症を治したければ、私の教えるとおりに、眠るために催眠剤を使ったり酒をのんだり、そのほか不眠からのがれようとする一切の方法をやめなければなりません。そのとおり実行すれば、いつとはなしに不眠の悩みはなくなります。第三には、もし私のいうことが理解できず、また自分の意志で、そのとおり実行することができなければ、一定の日数入院してここの修養療法を受ければ治ります。以上の三つの方法を、自由にどれを選んでもよい、といったのであります。

同じことを他の例でいってみますと、中学卒業でやめてもよいし、高校まで行ってもよいし、大学まで進んでもよいし、どの道を選んでもよいわけです。ここの修養療法はたとえば大学卒業のようなものです。向上欲がつよく経済的にもそれほど困らない人が受ければいいわけでありまして、ぜひそれを受けなければならないということではありません。中学卒業でも生活はできるように、不眠や強迫観念をムリに治さなくても、生活ができないということはありません。

またお金を例にとってお話しますと、その日ぐらしの生活をするのも、百万円、あるいは千万円の財産をつくるのも、その人の欲望のいかんによって決まることで、どれを選んでもかまわないわけであります。それと同じように、修養ということについても、なりゆきまかせのズボラから、生涯たえず修養に志す人に至るまでいろいろの段階がありますが、どれを選ぶかはその人の自覚の深浅によって決まることであります。

したがって私どもは、静かに自分を見つめ、自分ははたして何を求めつつあるか、ということを知らなければなりません。たとえば、不眠を治したいというのは何を意味するでしょうか。もし単に不眠そのものが苦しくて惰眠をむさぼりたいということであるならば、酒や睡眠剤を飲んで酔生夢死すればよいわけであります。しかし、少し深く自分自身を考えてみると、けっしてそんなことでは満足できないはずであります。不眠を恐れるのは、じつは翌日の能率が上がらなくなることを恐れるか、あるいは通俗医書や知識の足りない医者などにおどかされ、不眠のために自分の心身がしだいに衰弱して、取り返しのつかないことになるのではないかと取り越し苦労するからであります。ここの形外会長の香取さんは、「五日間不眠がつづけば死ぬ」ということを雑誌で読んで、非常な不眠恐怖におそわれたことがあります。このように不眠そのものが苦しいのではなくて、ただその結果が恐ろしいのであります。このような関係でありますから、もしひとたび不眠が恐れるに足らないことを知り、さらに一歩を進めて、不眠を逆用することによってますます仕事の能率を上げることができるということを体得すれば、そこにはじめて心機一転して、ほとんど奇跡的にいままでの不眠がなくなるのであります。それはいいかえれば、自分がほんとうに求めていたのは睡眠をむさぼることではなくて、じつはよりよく生きたいからであったということを自覚することから起こるのであります。

またたとえば、赤面恐怖の人が人前で赤面するのを恐れ、どもり恐怖の人がどもることを恐れるのは、赤面することやどもることそのことが苦しいのではなく、じつは人前で自分が立派でありたいのが目的であり、本心であります。もし赤面すること、そのことだけが苦しいのであるならば、人前から逃げてさえおれば安楽なはずであります。もし人前から逃げていて安楽ならば、それは意志薄弱者でありまして神経質の恐怖症、すなわち強迫観念ではありません。

丸木橋を渡る時、目的は向こう岸に到達することでありまして、足もとを気にしないようにしたいとか、大胆になりたいということはどうでもよいのであります、仏教の目的は彼岸に達することでありまして、般若波羅密多心経の波羅密多はこの「彼岸に達する」という意味であります。

いま丸木橋を渡るという時、「向こうの岸に着けば桜は咲き、珍しい景色はあり、恋しい人に会うことができる」など、しずかに向こう岸のことを心に描き、思いめぐらす時、いつの間にか足もとのあぶないことなどは忘れて、スラスラと橋を渡るようになります。これがすなわち心機一転でありまして、足もとばかり見つめることから、彼岸を見つめることへの転換であります。このように私どもは、人生の丸木橋を渡るのに、足もとを恐れないような無鉄砲な人間になるのが目的ではなく、臨機応変、事に当たって適応してゆく人間になることが大切であります。

煩悶のままで救われる

加藤（商店主）　作家の倉田百三さんは、いろいろの強迫観念に悩み、いわゆる生き地獄の苦痛をなめられましたが、これが先生の指導によって治られました。先生の学説によれば、この強迫観念は精神の葛藤であり、人生の煩悶の模型であります。それだから、強迫観念が治るということは、煩悩の解脱ということにもなると思います。

森田　倉田さんには『神経質者の天国』や『絶対的生活』という著書がありますが、その中には七種類の結核性疾患にかかり、それをみんな克服したとか、また長い間非常に苦しい強迫観念に悩まされた経路と、ついにそれから解脱した心境とが書かれてあります。その強迫観念の中には、ずいぶん不思議で、普通の人には想像もできないようなことがあります。たとえば、物の観照の障害といってすべての物が自分にしっくりと認識できません。本の文字なども二つずつ一対に目にはいり、しまいには文字が回転して見えるようになるのです。また本を読んだり原稿を書いたりする間にも、心の中で「いろは」を終わりまで暗唱したり、またいろいろの数を加減乗除する暗算をしなければならないということが強制的に心に起こるというふうで、その煩雑さや苦しみはいいようのないほどでありました。しまいにはようやくそれが完全に治ったのですが、その著書のうちに「治らずに治った」という言葉があります。理屈をいえば、この言葉が問題の種になります。一歩を誤ると、まだこの言葉がじゃまになって、徹底的に解脱したということができなくなる危険があります。とくに、神経質の人がそれを読むときに、かえって迷いにおちいることが多いと思われます。また、この本の強迫観念克服の項の最後に、「われわれは運命を耐えしのぼう」ということがありますが、それも精神修養の上からいえば、まだ不充分なところがあります。

成瀬（真宗高僧）　「治らずに治った」というのは、私は以前からおもしろい言葉だと思っていました。私はかつて強度の不眠症にかかりました。あるとき医書で、「ズルフォナールをのむと三十分で眠る」とありましたので、さっそくそれを用いてみましたところ、そのとおり三十分で眠れました。その後、もしズルフォナールを枕元に置きさえすれば、それを用いなくとも三十分後には眠れるかもしれないと考えて、ためしてみましたけれども、やはりそうはゆきません。一時間後には仕方なしにそれを用いました。はじめはこんなふうでありましたけれども、とにかくそれを用いさえすれば眠れるということがわかって、非常に心安くなりました。しまいには、それを使用しなくとも、枕元に置くだけで眠れるようになりました。その後、「眠るときは一日の休養をすることであり、熟睡しなくとも寝ていさえすればよい」ということを知りました。以前は少しでも眠れないことがあると非常に気にしたものでありますが、この時以来とても元気になりました。旅行のとき寝台車に乗っても、途中の停車した駅をみんなおぼえていると、眠らなかった証拠だと思って非常に気にしたものでありますが、そんな不平もなくなりました。そしてひと晩ぐらい眠らなくとも、それを取り返す晩のあることを知りました。眠れないと、ちょうど思索するのに都合がよいこともあります。この心境は、不眠であるが不眠にとらわれない状態で、つまり「治らずに治った」のではないかと思います。それは親鸞上人のいわれた「不断煩悩得涅槃《ふだんぼんのうとくねはん》」ということではないかと思います。

森田　不眠に悩む方のためにお話しします。不眠には、客観的に実際に不眠がつづくことと、眠りは生理的であってただ主観的に不眠を恐れ悩むものと、二種類あることを知らなければなりません。神経質の人は不眠を恐れるために、自分では不眠がつづいているように感ずることが多いのですけれども、実際には知らず知らずの間に、自然に生理的に必要なだけの睡眠を取っているのでありますから、そのために身体が衰弱したり、体重が減ったりするようなことはないのであります。つまり神経質の人の不眠についていえば、ことさらに眠る工夫をする必要はけっしてない、ということに帰着するのであります。神経質の人が不眠を非常に恐れるのは、通俗医学書などのまちがった宣伝や、売薬の広告などに責任があります。

次に身体の痛みやその他の苦痛、あるいは精神的な煩悶があるときには、当然安眠はできません。しかしこの時には、その本病を治すことが大切でありまして、睡眠は二の次の問題であります。また精神病の初期に頑固な不眠のあることがありますが、それも本病の精神的症状がまず人目につき、患者自身は少しもその不眠を気にしないで、寝ないで起きているのであります。それは精神病から起こった不眠でありますが、それを医者が間違えて、「不眠は気をつけなければ精神病のもとになる」とかいい現わすことがあります。それはたとえば、「発熱はチフスのもとになることがあるから注意しなければならない」というのと同様のことで、物ごとの成立を逆に考えるところの思想の間違いであります。

なお、生理的な睡眠について簡単にお話しますと、子どもは睡眠時間が長く、老人になればずい分少なくなります。それは身体の発育と活動状態とに関係して生理的に起こる自然の要求であります。食欲も睡眠欲も、当然身体の状況に相応して起こるもので、青年でもまったく仕事もせずに長い時間床につき、まだその上に昼寝をするというようなだらけた生活をしている時、どうして爽快《そうかい》な睡眠がとれましょうか。神経質の人には、そんなだらけた生活をつづけていながら、たえず不眠を気にしていることがあります。

青年の睡眠について一般的にいえば、普通は寝つきのとき一時間半ないし三時間ぐらい熟睡し、次にウトウトとした浅い眠りの状態がつづき、ふたたび夜明け前に一、二時間少し深い眠りにはいります。なお眠りの型には朝寝型と宵寝型がありまして、朝寝型の人は宵に寝つきが悪く、朝の眠りが長引きます。また宵寝型の人はそれに反して宵に眠くてたまらず、朝は寝ていられないというふうであります。いずれにしても実際の睡眠時間は三、四時間くらいで、その他の時間は単に床についてウトウトと休息している状態であります。

ある学者は、女子工員の睡眠について実験した結果、四時間寝かせただけで起こして働かせれば、かえって能率が上がらないということがわかったとのことです。それで、四時間の睡眠の上に三時間の休息が必要で、合わせて七時間は床の中に横になっていなければならない、という結論を出していました。しかし私の経験によりますと、それは工員のような強制的に作業させられる人の場合でありまして、自由な仕事を楽しくやっておれば、わずかに四時間横になるだけでも足りるのであります。

なお、成瀬さんのように、睡眠剤を枕もとに置くだけで、それを飲まなくともよくなるというのはよほど物ごとに対する判断力の正しい人でありまして、普通は神経質の不眠恐怖にとらわれている人は、しだいに睡眠剤の量を増しても効かなくなり、ますます不眠がひどくなることが多いのでありまず。私はこのことを、精神交互作用ということで説明しています。それはたとえば、「昨夜も眠らなかった。夢ばかり見ていた。何時の時計の音も聞いた」というふうに、こまごまと自分の不眠を観察すると、注意と恐怖が交互に作用し合ってますます発展し、実際には眠っていても自分の気持ちでは、まったく眠らなかったと思うようになってくるものであります。この交互作用とは、不眠に注意すればするほど、ますますこまごまと眠れない状態が明らかになり、それを恐怖すればするほど、ますます注意がその方に集中するようになるという、注意と恐怖の関係について名づけたのでありまず。

私が診察したある理髪師は、満二年間まったく不眠で、少しも眠ったことはないと主張していました。しかも、毎日の生活を聞けば、仕方なしに昼は理髪の仕事をやっているのであります。それで身体は痩せもせず、健康でやっているのであります。こんな場合には、その家族の人に聞けば、必ず「相当に眠っている」というのであります。元来睡眠というものは、主観的にはまったく無意識の状態であります。たとえ一、二時間眠ったとしても、それが熟睡であればあるほど、さめた時にはそれが一瞬間としか感ぜられず、主観的にはその時間はゼロであります。またその他の横になっている時間は、ウトウトした半醒半眠の状態で、必ずその間は夢を見ていますから、本人はそれを非常に長い時間と感じ、その結果、終夜眠らなかったと感ずるようになるのであります。

孔子の言葉に、「君子は上達し、小人は下達す」ということがあります。成瀬さんのような方は、同じ不眠でも間もなくそれから脱却し、しかも不眠を利用してかえって仕事の能率を上げるというふうに上達されるのでありますが、神経質の不眠に執着する人は、ますます不眠の感じにとらわれてしまって、仕事も何もまったくできなくなり、下達してしまうのであります。

私自身の睡眠についてお話しますと、電燈が明るくとも、周囲がさわがしくとも、睡眠に少しのさわりもありません。また昼間でも、くたびれて休息しようと思って横になると、すぐ無意識になって睡眠と同様の状態になることがあります。そして用事か何かで目をさましたとき、いままで眠っていたのかどうか、横になってから何時間たったか、時計を見なければ主観的には少しもわからないことがあります。すなわちそれは、眠ったのと同様の休息であります。この状態は私自身の感じでは「眠った」のでありまして、「眠らずに眠った」のではありません。「治らずに治った」とか、「眠らずに眠った」とかいうのは、同時にその両方の状態を自覚している場合のことでありまして、それではまだ純粋に「治った」「眠った」ということはできないのではないかと思います。さらにまた、「治らずに」とか「眠らずに」とかいう言葉は、とくにそのことを「異常」であり「普通でない」と見なしていることを示すもので、生理的で当然のことと考えている時には、この言葉は出てこないはずであります。「忍従しなければならぬ」ということも、すでに忍従しようという努力がある間は純粋の忍従ではなく、真の「あるがまま」になったということはできないのではないかと思います。

さらにまた、「治らずに治った」というのは、論理に合わない矛盾した言葉であります。太田錦城という人の言葉に、「近世の人、読書百巻道に遠ざかること百巻、読書千巻道に遠ざかること千巻」ということがありますが、理屈を知れば知るほど実行から遠ざかり、悟りから離れるようになりやすいものであります。「治らずに」とは客観的な説明であり、「治った」とは主観的な感じであります。これは、時を違え、見る自分の立場を違えて見たことをいっしょに記述したものでありまして、説明のための説明、理論のための理論に堕して、自分の現在の心境そのものの端的な表現ではないのであります。それはたとえば、「あの家は、高くて低い」というのと同様であります。すなわち、下から望めば高く、上から見下せば低いのであります。また、自分の着ている着物を「重くて軽い」というのと同様であります。ハカリではかれば、相当の目方はありましょう。この場合、重いということは客観点な測量でありまして、軽いというのは主観的の感じであります。

それを相対性原理で考えると、もっとわかりやすくなります。相対性原理でもっとも大切な第一の着眼点は、物を観察する本人の立場を決めることであります。ある汽車の早さを観察する場合でも、自分が地上に立って見ているか、あるいは他の走っている汽車に乗って見ているかによって、まるでちがいます。立って見ているときには、ものすごく速く見えますけれども、同速度の汽車に乗って見ている時には、その汽車は少しも動いているようには見えないのであります。犬山のある料亭の額に「山行岸走」と書いてあるのを見ましたが、それは日本ラインを舟で下るときの壮観をいったもので、その風光の中に自分が溶けこんだときの心境であります。

老子が、「大道は無名である。しかしすでに〝無名〟というのもそれは一つの名目であるから、もはや無名ではない」という意味のことをいっています。悟りは事実であって、理論ではありません。「無言になる」といえばその言葉のためにすでに無言ではなく、「死を決する」といえば、すでに必死の心境ではありません。坐禅で禅定《ぜんじょう》にはいって、それから覚醒する時に、その心境にハッと気がついたとき、それを初一念というそうです。しかしそれから、「さてはあの心境が悟りかな、これからもあんなふうになればよい」というように、次々に起こる考えはすでに悟りから遠ざかるばかりであります。「治らずに治った」ということも、「治らずに」と気のついたときには、すでに不眠なり強迫観念なりの兆候があり、この観念の起こる間は事実においてそのとらわれから離れていないのであります。すなわち、「治らずに」というのは、人間のあたりまえの心理の動きを、ことさらに病的と観じた結果であります。

なお、煩悶即解脱ということは、私のところの強迫観念の治療においていちばんよくわかります。私のところの治療法では、入院中に神経質の患者に自分の症状のことを一切口外させないようにします。患者もはじめのうちはとやかく容体を訴え、治ったとか治らないとかいろいろいいます。理解のわるい人は、私がいくら「いわないように」といっても、なかなか止めないものです。おもしろいことに心悸亢進とか足がしびれるとかいう患者に、一週間または十日間けっしてそのことをいわないということを約束させると、わずかその間の短い日数のうちに、いつの間に忘れたのか本人の知らないうちに治ってしまい、本人はもとより治療者の私までも、その不思議さにおどろくことがあります。それはじつは、「そのままになりきること」、禅でいえば「心頭滅却」でありまして、苦しいまま、恐ろしいまま、煩悶のまま、強迫観念のままにただ無言でいるだけのことであります。

耳鳴りなどが治るのは、きわめて簡単であります。それはただ、その耳鳴りを聞き入っていさえすればよいのです。不思議のようですけれども、じつは何でもありません、たとえばいま、戸外の自動車や何かの音がこれほどやかましいのに、現在みなさんの耳にはこれが聞こえていないでしょう。これから考えますと、神経質の主観的な耳鳴りぐらいは、何でもないことであります。ほんとうの耳の病気のために起こる耳鳴りでも、この戸外の音が聞こえないのと同様に治るのであります。「道は近きにあり」で、実際の理解はきわめて卑近な事実を見ることによってわかるのであります。

「金をもうけて、いろいろの物を買いたい」とか、自分で思いたいことを思うのを「空想」といいます。また、勉強の時にそのじゃまになるような考えが起こるのが「雑念」であります。また、「不潔なものが気になる」とか、「人前で恥ずかしい」とかいうような感じや考え方を、そうあってはならないと反抗する心の葛藤が、すなわち「強迫観念」であります。この強迫観念を、いままでの医学では変質者に起こる病的心理かと思っていましたけれども、私の学説ではその不潔が気になるとか恥ずかしいとかいうことはだれにもある感じでありまして、ただこれを神経質の人が自分勝手に思いちがえて、それを何か特殊の病的心理であると考え、それをなくそうとしてますます心の葛藤をつのらせてゆくのが強迫観念であるのであります。したがってそれを治すには、ただその苦痛そのままでけっしていろいろの自己批判をせずに純一に苦しんでいさえすれば、苦痛そのままでそれが意識から脱却してしまうのであります。それがすなわち、煩悶即解脱であります。それが釣り合い、あるいは調和でありまして、現在のあの戸外の音は事実において聞こえないのであります。私はこのような強迫観念の原理を発見することによって、はじめて人生の煩悩というものの成り立ちを知り、また「不断煩悩得涅槃」ということを知ることができたのであります。

最善の知恵の出る境地

加藤　成瀬先生からいろいろお話がありましたが、私どもにとっては抽象的な理論よりも、実際のことに当たって不安や迷いをいかにしてなくし、より安定した心境で生きることができるかということが、当面の重要な問題です。私どもは体験によって、何ものかをつかまなくてはならないと思います。そうでないと、学問しても何にもなりません。

むかし、北条時宗は、蒙古襲来の時、非常に悩んだということです。そこで、あるえらい禅師に、「どうしたらよいか」と質問したところ、「妄想するなかれ」と一喝されたそうです。それによって、時宗は決然として立つことになったということであります。

また、河村理助氏は、「捨我精進《しゃがしょうじん》」ということをすすめ、「自分自身を捨ててゆけ。そうすれば自分を離れた自然のよい知恵が出てくるものである」といっています。それを「無分別智」というそうです。それについて、先生のお話をおうかがいしたいと思います。

森田　時宗の、「自分の現在の悩みをいかに解決するか」という質問に対し、かりに私が答えるとすれば、「いまの国難の悩みは当然のことである。単に自分一個の苦痛を去ろうとして、強迫観念し、妄想すべきではない。ただ一心不乱に国難に当面して、全力を尽くすよりほかに道はない」といいたいと思います。つまり、自分の悩みの解決が問題なのではありません。ひたすらに国難を打開しようとする努力、苦悩が必要なのであります。自分を考えるのではなく、ただ国難を考えるだけであります。

また、河村氏の「我を捨てる」ということは、言葉にとらわれると、なかなかむずかしいことであります。我は、捨てようとすればするほど、捨てられないものであります。「世の中に我というもの捨ててみよ、天地万物すべて我が物」という歌があります。私はそれを、こういいかえました。「世の中に物そのものになってみよ、天地万物すべて我が物」

私はいつも、「見つめよ、逃げるな」といって教えます。たとえば、便所の掃除などはだれでも嫌いです。その場合、普通の人はよく「嫌いという心をなくして、精進努力して掃除しなければならない」というふうに考えます。しかしそれは、毛虫を好きと思え、死を恐れるな、とか忠告するのと同じことで、じつは不可能でありますから、なかなか思うようにゆかずに苦しみます。捨我とか捨身とかいうことも、その言葉にとらわれると、いたずらに苦しむばかりでラチがあかないのであります。

一方、私の教えはきわめて容易です。たとえば便所を見つめていると、いろいろの汚ないものが目についてきます。少しがまんして逃げずにいれば、手を出すのは苦しいけれども、汚ないままに放任しておくのも気になってしかたがありません。心の中にはいろいろの葛藤が起こりますけれども、けっきょく思いきって掃除すると、はじめに想像したよりもラクであり、そのきれいになった結果をながめて、自分の力の発揮と善行とをよろこぶことになるのであります。そのときにはじめて、「捨我精進」という結果になっているのであります。だから私からいいますと、汚ない仕事をすることの嫌いなのも我であり、清潔にしておきたいと思うのも我であり、両方とも我であります。だから私は、ほんとうの「精進」は我を捨てるのではなく、我を発揮することであると解釈するのであります。こんな手近な手段によって、私は多くの神経質の患者を治すことに成功しているのであります。

時宗のような場合でも、「自分の悩みは当然である。ただ国難を見つめよ。逃げるな」と教えるのであります。悩みを当然のこととして、逃げないでふみとどまっていさえすれば、国政の衝に当たっている者として、国家の危急を告げる報告が次から次へと殺到する場合、決然として断を下すよりほかに道はないのであります。それがすなわち「捨我精進」であり、「妄想するなかれ」でありまして、最善の知恵の出る境地であります。「無分別智」とは、今日はじめて聞いたことですが、それはものそのものになりきり、迷いのない状態のときに生まれるもので、それが最善の知恵ではなかろうかと思います。

なおここでお断わりしておかなければならないことは、私はどんな人にでも同じように修養の道を教えるのではない、ということであります。私はただ、神経質の人に対してだけそれを教えるのであります。むかしから、「人を見て法を説け」といいますが、まさにそのとおりで、だれに対しても同じような言葉、同じような態度で押し通してはいけないのであります。

私は人の気質を七種類に分けています。神経質、ヒステリー、意志薄弱、発揚性、抑うつ性、偏執性、分裂性がそれであります。神経質とほかの気質の人を、神経質の人と同じようなやり方で指導することはけっしてしないのであります。

昨日私は、若い女の人を診察しましたが、その人は、「自分は人前に出るのが苦しい、兄弟にまで気がおけてならない。いっそのこと、三原山にいって死にたい」というのです。それで私が、「死ぬことは恐ろしくありませんか」とたずねると、「そんなことにありません」といいます。こんなことをいうのは意志薄弱性の人に多く、死が恐ろしいのは人間本来の感情であるのに、意志薄弱性の人はその感情が弱いのであります。

井上　加藤さんのいわれた「いかにして不安をなくすか」という問題について、お話してみたいと思います。私は先生の指導を受ける前も今も、どちらも不安はなくなりません。私はいまは、不安は取り除く必要は少しもないということを知っています。私は読書恐怖、雑念恐怖でありましたが英語を勉強していても遊びにゆきたいとか、ほかの学科のこととか、いろいろのことが心に浮かんで読書に身がはいらないのに苦しみました。それが今は、いろいろと物を気にしながら、気が散りながら、平気でスラスラと読書ができるようになりました。つまり、倉田流に「読めずに読める」とかいうよりも、ただ「読める」といえばそれでよいと思います。現在も、今夜帰ってのちの仕事とかいろいろ心に考えが浮かびますけれども、少しもそれを抑える心の葛藤はなく、それでみなさんのお話はよくわかり、心が自然に流れるのであります。

また身体の病気についても、いろいろと取り越し苦労をすることは、むかしも今も同じでありますけれども、それをおさえようとする心がありませんから以前のような苦しみはなく、身体はますます健康になり、仕事は以前とは比較にならぬほど、よくできるようになりました。それが私のいまの事実であります。

森田　井上君は以前も今も不安はなくならないといいましたが、不安は私どもの精神の進歩発達とともに、ますます増すものであります。子どもの時はあまり心配ごとはありませんが、年をとればとるほど心配ごとは多くなるものであります。医者になっても、いろいろの病気のことを多く知れば知るほど、気になることは多くなり、貧乏な人より金持ちの方が心配や苦労が多く、学識が高まれば高まるほど疑いと迷いと研究問題は多くなるものであります。ニュートンも、自分の研究、発見は浜の真砂の幾粒かに相当するにすぎない、疑問はますます多くなるばかりであるといっています。エジソンのような発明家になると、発明したいことがいくらでも増してくるのであります。私どもは不安が多く、取り越し苦労が多いほど、多々ますます弁じて、はじめて人生の生き甲斐を感ずるのでありますす、そのときはじめて、強迫観念もなくなるのであります。

5　精神と外界の調和

静かすぎると勉強ができない

鈴木　私は、あまり静かだと勉強ができないということを、こんどの夏はじめて体験しました。東大の寮が山中湖にあり、八十人ばかり収容できる大きな家に、私は友人とたった二人でいたのです。あまりシーンとしていて、やたらに空想ばかりが頭をかけめぐり、何も勉強できませんでした。それで、こんどは他の家へ越しました。するとそこは、ラグビー選手の宿泊所でダンスはやる、レコードはかけるで、じつにうるさい所でしたが不思議にどんどん勉強がはかどりました。

いろいろのことがクルクル頭の中をかけまわる時は、勉強も楽にでき、口笛なども思わず出たりするものです。この間そのことを叔母に話しましたところ、叔母は心配して「それは頭がどうかしているんでしょう。ときどき静養しなければいけません」と注意してくれました。友人はまた私の勉強ぶりを見て、「君は立ったりすわったり、口笛を吹いたり歌ったり、それでいったい勉強ができるのか」といいますから、「ぼくはそんなときがいちばんよく能率の上がるときだ」といいましたら、「君は異常者だ」と狂人あつかいにされました。（爆笑）

森田　なかなかおもしろい話ですね。これは自然のままで、白紙の状態になるとできます。外界と肉体との釣り合い、調和によってできることであります。

調和ということは、たとえば歩くとき、しずかに足を運ぶときには両方の腕もしずかになり、走るときには急速にふってゆくようなものであります。このような場合、つまらない功利主義にとらわれて、少しでも労力をはぶくためには腕を動かさない方がよいとか考えて、腕を少しもふらずに足ばかりで走ると、かえって速く走れないようになるのであります。

読書でもそのとおりで、たとえば病気で寝ている時とか、人を訪問して応接間で待たされている時とか、捨てた時間と考える時には、つまらないものを読んでもゆっくりと落ち着いておもしろく読むことができます。ところが遊びごとに心がはやっている時とか、試験勉強の時とかには、心があれもこれもとハラハラしていて落ち着きません。こんな時にはかえって騒々しい場所とか電車の中とかで、その心の自然のままに雑念を遠慮なく起こしながら読書を進めると、心は元気に満ちて読書の進行も早く、理解もますますよくなるのであります。それと反対に、「悪智」でその雑念をおさえよう、心を落ち着けようとする時には、ちょうど走るときに手をふらないようにするのと同じように、心の流動が思うようにできなくなるのであります。

もし心の活動がさかんであって、雑念のさかんな時にはしずかな一室でひとり勉強しようとすると、心は雑念に奪われて、勉強の方には少しも向かないものです。そんな時、ムリに勉強をつづけようとすると、しまいにはウトウトと眠くなってしまいます。

物理の法則に、「力の平行方形」ということがあります。ある力が一定の方向に働いているとき、これをちがった方向に引っぱると、運動はその二つの力の対角線の方向に起こるようになります。心の働きもこれと同様で、一方に心がつよい力で奪われている時、それを調節して予定の心の活動をうながすためには、その一方の力と反対の方向に引っぱるようにしなければならないのであります。

たとえば試験勉強の時、盆おどりのレコードなどを聞きながらやると、かえって試験に対する心配、雑念などが調節されて、勉強がはかどるようになります。勉強の時は、しずかな部屋で精神を統一しなければならない、などと考えるのは机上論であり、常識的な想像でありまして、私どもの心の実際ではないのであります。

布留　心理学の実験にも、その例があります。注意の妨害の実験といわれるものです。それは実験を受ける人がある仕事（暗算、タイプライターなど）をしている時、そばでベルを鳴らしたりレコードをかけたりして妨害を加えますと、はじめはその仕事の能率が下がりますが、のちにはかえって妨害のある方が能率が上がるようになります。これは、妨害刺激によって精神的努力を起こす結果であると説明されていますが、精神緊張のさいにはそれに対応する刺激による調節が必要であるといわれる森田先生の調和説と、結局同じことになりますね。

森田　エジソンのような、あんなに働く人には読書のヒマがないかというとそうではなく、非常な読書家でした。それとちがい、むかしの儒者などは、行儀よくすわってしずかに読むので、ただ物知りになり、生き字引になるだけで少しも活用のできない人間になってしまったのであります。

感じと理智の調節

森田　高野君は入院中、マキ割りをしていてオノをふり上げたとき悟ったという人です。

高野（会社社長）　私は計算恐怖、読書恐怖で入院しました。退院後はじめのうちは仕事をするのが苦しかったのですが、その後薄紙をはがすように、しだいによくなりました。その紙には赤や青やいろいろの色の紙がありましたが、それをめくりめくり、しだいに白紙に近づきつつあります。

私もむかしは日蓮主義とか何々主義とかいうものをさかんにやりましたが、いまは主義というような型はまったくなくなり、その日その日の日和見主義とでもいうような白紙の状態で暮らしております。道徳とかいうことも頭におかないで、しかも自然に道徳にはずれないという状態になってきたのであります。

以前には先生は無愛想で不親切だと思い、腹を立てたこともありましたが、その後先生は人に強くて親切をおしかぶせるようなことをせず、ゆとりのあるほんとうの親切心を持たれた方であるということがわかり、いまでは心から感謝しています。

森田　高野君は、甲府からはるばるこの会へこられる篤志家です。いまのお話で、色のついた紙がしだいに白紙になったという譬えはなかなかおもしろいですが、みなさんのうちにはまだよくわからない人があるかもしれません。高野君がいろいろの色のついた紙といったのは、人がいろいろの主義を立てて自分の生活を指導してゆくとか、あるいはいろいろの金言や標語を規準として自分の日常の行動をそれにあてはめる、とかいうことの譬えであります。たとえば日蓮主義、つまり不退転の決意をもって進み、身命を惜しまないとか、あるいは努力主義、誠実主義、博愛主義、無抵抗主義でやってゆくとかいうようなものであります。ところが私どもはあまり主義を立て過ぎてそれにとらわれると、かえってそのとおりにならないで、逆に目的とは反対になることが多いのであります。私はそれを「思想の矛盾」と名づけています。禅で「悪智」というのも、たぶんこのことであろうと思います。

倉田百三さんも、はじめはあまりに理想主義を押し立てたために強迫観念にかかりましたが、それが治ると同時に理想主義の誤りを悟られたのであります。古語に、「仁に過ぐれば弱く、礼に過ぐれば偽り、義に過ぐれば頑《かたくな》になる」とかいうのも、みなとらわれのためであります。道徳恐怖とか読書恐怖とかいうのも、みな理想主義から起こるものであります。

私どもの日常生活の実際は、まず第一にその時と場合における「感じ」から心が発動し、いろいろの欲望が起こるときに、それに対して理智によって自分の行動を調節してゆくのでありまして、第一が「感じ」であり、次に「理智」が働くのであります。それを反対に、理智あるいは理想を第一にして、それから感じを出そうとするから、「思想の矛盾」となり、主義の色合いにかぶれて純白無垢の行ないができなくなるのであります。

たとえば、時間がたてば腹がへり、ご馳走を見れば食べたくなります。これが「感じ」であります。その時に、「今日は下痢しているから」とか、「人前で行儀わるくすると笑われる」とか考えるのが理智であります。この「感じ」と「理智」との調節によって、人はその行ないがただされて、はじめて理想にもかなうようになるのであります。それと反対にまず主義を立てて、栄養をよくしなければならないとか考えるときは、いつも食い過ぎるために食欲がなくなり、かえってお腹をこわしてやせるようになるのであります。

また努力主義を立てて、勉強しなければならない、読書に熱中しなければならない、というふうに理想を押し立てると、読書しても雑念がそれからそれへと起こり、興味を失い理解ができず、しまいには読書のことを思い出すのも恐ろしいという読書恐怖の強迫観念にかかります。ところでこのようなとき、時と場合に応じて小説のようなものには興味をひかれ、試験勉強の時には苦痛を起こすとします。そのどちらの感じもそのまま感じとして生かしながら、興味にもおぼれないように、苦痛もがまんして努力するようにすれば、自然にそこに調節ができて、読書も上手になるのであります。

またたとえば、人を愛さなければならないという主義を立てると、自分の心にある人を毛嫌いしたり憎んだりする気持ちが起こったとき、それをなくそうとするからますます苦しく、道徳恐怖という強迫観念になることもあります。そうでなく、ただ自然の感じのままに、たとえ人を憎むような心があっても会釈笑いもしたり、とおりいっぺんの社交儀礼をしているうちに、いつの間にかイヤな心も流れ去って自然に朗らかになります。少しもむずかしい主義などを立てて、がんばり苦しむ必要はないのであります。これが高野君のいう「いろいろの色のついた紙がはがれて白紙になった」という心の態度であります。

人が一定の人生観を立てて安心立命をはかるということについて、丘浅次郎博士が『煩悶と自由』という本の中におもしろい譬えをあげて説明しています。それは海にすむ動物を例にとってあるのですが、海の動物はこれを三種類に分けることができます。第一種は魚類のように自分の目的のままに自由に運動するものであり、第二種はイソギンチャクのように常に岩に固着して、流れてくるエサを食物とし、安心立命の形で落ち着いています。しかしもしこの動物を岩から取りはずして波の中に投げ出すと、その動物は不安心不立命の状態で、落ち着かないようなふうであります。第三種はクラゲのような浮遊動物で、波のまにまに定めなく流れ動いて、一生涯どこで生まれてどこで死ぬという定めもありません。つまりこの種の動物は、いまだかつて固着した安心立命という体験もないと同時に、不安心不立命という心持ちも一切知らないわけです。この方がかえって安心立命であって、イソギンチャクのようにアテにもならない食物を待って、ヘタな安心立命に固着しているよりもよいかもしれない、というようなことがいってあります。これが高野君の「白紙」に相当するものでありまして、ヘタな主義や人生観に固着するよりもかえって安楽であります。ここに入院していわゆる「思想の矛盾」を去って、この白紙の状態になると、健康になり、能率は上がり、しかもおもしろいことにはここでよく治るとカゼをひかなくなるということが著明であります。だれかその実例はありませんか。

福田　私もそうです。以前にはよくカゼをひきましたが……。

堀田　私もそうです。三年ばかり前に入院して、その後まだ一度もカゼをひきません。

森田　カゼをひかないというようなことでも、冷水浴や腹式呼吸とか、あるいはスポーツとか型にはまった健康法をやっても、なかなか思うとおりになるものではありません。しかしここの修養で心身が自然の状態になるときには、自然に生活に対する欲望がさかんになり、心身の活動がさかんになって、感じと理智とがよく調和して、精神がたえず緊張の状態になり、その結果としてカゼをひかなくなるものであります。

カゼをひくという現象は、精神の緊張から急に弛緩の状態に変化するときに起こることで、冷水浴をやってコタツにはいるとか、寒中にかけ足をやって急に暖かい部屋で休むとかいう時に起こるものであります。身体が弱ければ弱いように、ムリに型にはまった行動をしないで、精神の緊張と弛緩がつねに適度の状態に持続していればよいのであります。

神経質の人が、何かにつけて型にはまった行動をして融通がきかなくなることは、みなさんもずいぶん経験のあることと思います。私どもも学生時代、さかんに仕事の精密な時間割をつくり、やたらに格言を書いてカベにはりつけたりしたものであります。ところが、せっかく苦心してつくったその時間割は、寝すぎたり頭が重かったりして、第一日目の朝からすでに予定の狂うことが多いものです。それでまた時間割を立て直す。そして明日から、来週から、来月からというように、しだいに実行が延びて、すべてが計画倒れになってしまうのであります。

私どもの日常は、自分の腹加減や頭の具合でも、天気でも、周囲の事情でもたえず変化して、まったく諸行無常であります。けっして時間割や型や主義にあてはまるものでないということを知らなければなりません。そして型や悪智を去って、白紙のような自然の心のままになるときには、「心は万境に随って転ず」というふうに、周囲の変化にしたがって自然の感じが起こり、自然の理智の調節があって、それぞれその人の最善の能率が発揮されるようになることは、ほとんど不思議といってもよいくらいであります。「転ずるところ実に能く幽なり」というこの「幽」が、すなわち「不思議」ということであります。そこで初めて、学者でも事業家でも、いたずらに古人の真似をするのでなく、すべてが独創的になるのであります。

なおこの「型」とか「悪智」とかをなくするにはどうすればよいかといいますと、自分自身というものを屁理屈でなく、実行体験により認識不足のないように、明らかに認識し、自覚することが大切であります。

高野君は、入院三週間目とかにマキ割りでオノをふり上げた時に、突然悟ったそうですが、その時その心持ちを忘れないようにと急いで二階に上がりそれを書きつけてみたところが、それはふだん私が説明していることとピッタリ一致していたとのことであります。つまり文句や説明をもって実行にあてはめるのでなく、実行における心の事実が文句に符合してくるのであります。そしてひとたび自覚ができた時にはじめて、私どもは自分を主義や型にあてはめることはまったく不可能であるということがハッキリわかり、クラゲの生活のように自然のままである時が大安楽ということがわかるのであります。それで私の「自然に服従し、境遇に柔順なれ」という文句ができたのであります。

それはたとえば、いま私は腹がへったとします。それを「苦しいと感じ、食べたいと思ってはならない」とかいわずに、その感じや考えのままにしたがっているのを「自然に服従する」といい、「しかし自分はいま腹を悪くしているから、食べ過ぎてはならない」とそのとおりにがまんしていることを「境遇に柔順」というのであります。それが感じと理智との自然の調和の状態でありまして、もっとも安楽な心の態度であるということを体験によって豁然《かつぜん》と大悟することができるのであります。

船や自動車に酔わない法

水谷　船や自動車に酔うクセは、どうすれば治るでしょうか。

森田　船や自動車に酔うクセは、ここの入院療法で自然に治りますし、また入院しなくとも私のいうとおりにすればワケなく酔わなくなります。じつは、私の家内も自動車に酔うクセがあります。

ところが、家内はなかなか私のいうことを聞いて治そうとしません。この治そうとしない心理が、ちょっとおもしろいので、ついでに説明しておきます。

みなさんも思い当たることがあるでしょうが、それはタダだからです。（笑）家内の場合は、診察料も入院料もいらないからです。「紺屋の白袴」という諺がありますが、自分の家で簡単にできることは、何の気なしにそれをしようとしなくなるものであります。

むかし、私にフランス語を教えてやろうという人がありましたので、一、二ヵ月習ったことがありますが、タダでいつでも習えると思うものですから、いつの間にか怠りがちになって、やめてしまいました。また、タダで謡曲を教えてくれるという人もありましたけれども、これも勉強する気になれませんでした。もし、高い月謝を払っているとすれば、たとえ自分にはそれほど興味はなくとも、払った月謝がもったいなくて、ついつい勉強するようになるものであります。

また東京の名所、古跡でも、いなか出の人がかえってくわしく、ずっと東京に住んでいる人は見物はいつでもできると思うので、十年たっても東京のことをちっとも知らないことが多いものです。

ここの患者でも、早く私のいうことを聞いて手軽く治せばよさそうなものですが、苦しい症状をもちこたえていて、なかなか治そうとしない人があります。それは、家が豊かであるとか、毎月保険金をもらっているとかして、遊んでいても平気な人に多いようです。同じような関係で、診察料や入院料があまり安いと、奮発心が起こらなくて治りがおそい、ということもあります。

費用が高いか安いか、有料か無料かによって、どうしてそんな差異が起こるかといいますと、それは「心のバランス」ということで説明するとわかりやすいかと思います。つまり、一方の分銅が重ければ、必ず他の一方にも重いものを置かなければ、釣り合いがとれません。それと同じ関係で、月謝が高いときには、少々頭痛がしたり、都合のわるいことがあってもがまんして出席して、何か相当の収穫を得ようとします。また無料のときには、今日は気持ちがわるいから、いつか習いたい気持ちになったときに習おうとかいうふうに、軽い分銅で釣り合いをとろうとします。このように、バランスの一方の分銅が重ければ気が張り、軽ければ気がゆるむという結果になるのであります。

さて、船や自動車に酔うことですが、強迫観念でも、不眠や頭痛でも同じ性質のもので、それが治れば自動車に酔うことも治ります。ここに入院して全治した人が、いつの間にか船や車に酔わないようになっていた、という報告はよくあることです。

それと同じように、何かひとつのことで達人といわれるほどの人は、ほかのことをやっても上手になるものであります。あるとき、私のところに婦人の入院患者がありましたが、その人は鼓《つづみ》の名手だとのことでありましたので、私は「必ず早く、完全によくなるにちがいない」と予言したことがあります。はたしてそのとおりになりました。つまり、達人ともなればいわゆるコツというものを心得ていて、それを何ごとにも応用することができるのであります。そのコツが悟りであります。

強迫観念の治った人も、悟りを得たのと同様でありまして、それを日常生活のどんなことにも応用することができるのであります。強迫観念でも、それを治そうとしたら「思想の矛盾」におちいってけっして治りませんが、船や車の酔いも同様で、それを治そうと工夫したらけっして治らないものであります。それが、普通の人にはちょっとわかりにくいコツというところです。

私の『神経衰弱と強迫観念の根治法』の中に、次のようなことが書いてあります。すぐそばでブリキ屋がブリキをたたく音は、ずいぶんやかましいものでありますが、思いきってその音に聞き入っていれば、間もなく聞こえなくなるものであります。船酔いも、それと同じような心の態度によって治るのであります。船に酔わないのにはどうすればよいかといいますと、つまりブリキ屋の音の中に身を入れてしまうというふうに、自分の身体を一切投げ出して船にまかせてしまうことです。船のゆれるがままにゆれ、におうがままにして鼻をつまむようなことをしないのです。むかし私が汽船に乗るとき、船内の油くさいにおいを消すために、香水や肉桂油《にっけいゆ》を使ったり、いろいろ工夫してイヤなにおいを消そうとしましたけれども、そんなことをするとますますいけません。こんな場合には、思いきってそのイヤなにおいを吸いこめばよいのです。すると、間もなくそのにおいに馴れてしまいます。同じように、船のゆれには、そのゆれるとおりに身体を動かせばよいのです。

なお、これよりもっと簡単な要点は、前にお話したように、バランス、つまり釣り合いをとる、ということであります。たとえば、自動車は速くて目まぐるしくて、振動のはげしいものであります。それに釣り合う心は、忙しくてハラハラした気持ちであります。用事でいえば、急ぐからこそ自動車にも乗るわけです。急がなければ、歩いてゆけばよい。急ぐときには、心が先に飛んで、行きついてからの仕事ややりくりにハラハラしています。つまり心が内向的にならずに外向的になっています。そういう時には、けっして酔わないものであります。いつも例に上げることですが、丸木橋を渡る時向こう岸の方ばかり見ていさえすれば、スラスラ渡れるのと同様であります。

この「見つめる」ということがきわめて大切なことで、サーカスで綱渡りをしているところを見ると、その芸人は身体はいろいろに動かしても、目だけは前方の一点を一心不乱に見つめているのであります。もしちょっとでも目をそらせば、たちまちバランスを失って綱から落ちるのであります。新聞に出ていた話ですが、一人の男が長年ゆくえ不明の妹をさがしていたところ、あるとき偶然その妹がサーカスで綱渡りをやっているところ見つけました。驚きと嬉しさで思わずその妹を大声で呼んだところ、たちまちその妹は足をふみはずし綱から落ちて大ケガをしたとのことであります。

また、講義のために自動車で大学に行く時には、遅れてはならないとハラハラしています。途中でときどき自動車が混雑のために停滞すると気がもめます。そして、大学に行きついたら、パッと席を蹴るようにして飛び降ります。こういう気合いでおれば、自動車に酔ったりしないものであります。私が自動車に乗るときには、けっして両足をそろえてユッタリ乗っているようなことはしません。必ず一方の足を前に伸ばし、一方の足を曲げてツマ先を立てています。これは不安定の姿勢でありまして、衝突の時などいちばんすばやく身構えができ、臨機の変化ができる状態であります。そしてこういう姿勢でいる時には、精神的にはつねにハラハラした気持ちになっているのであります。

このようなことは、少し心がけてやっておればたやすくできることで、ここの入院療法で修養のできた人はいつの間にか、こんなことが自然にできるようになっています。つまり心が外向的になり、「心は万境に随って転ず」というふうになって、その時その時の境遇や状況に応じて見たり聞いたりすることに心が引かれ、好奇心や疑問や見積りや工夫やが起こり、ちょうど昆虫の触角がピリピリしているように、つねに心がハラハラして、自然に緊張しているようになっているものであります。それが平常心、つまり自然の心の状態で、ことさらに船や自動車に乗る態度とかいうものを工夫するのでなく、自然に酔わなくなっているのであります。

苦痛になりきればよい

森田　心が外向的になってハラハラしておれば車に酔わないということをお話しましたが、次にはいつも自動車に酔うクセがついてその恐怖にとらわれている人や、自動車の動揺やら臭気やらですでに多少とも気分がわるくなっている場合には、当然心は外界に転ずることができないようになっています。この時には、素直な心であるならば、当然注意はその苦痛の方に奪われるようになります。それでよいのです。このときには、その苦痛に見入り、心をその方に集中して、苦痛になりきればよいのであります。たとえば、気分がわるく、ムカムカして今にも吐きそうになります。この時にはけっして心をほかのことにまぎらせようとしないで、一心不乱にその方を見つめ、息をつめて吐かないようにがまんしていることです。吐けば楽になるかもしれないなどと考えて、けっして気をゆるしてはなりません。断然こらえていなければなりません。

こんなとき、ちょっと思いちがいやすいのは、自分の苦痛を見つめているとますます苦しくなるような気がするので、ついつい気をまぎらせるため、ほかのことを考えたりしようとすることであります。早く行きついて寝ようとか、ここまできたからもう五分間がまんすればよいとか、都合のよい楽なことを考えようとするからいけません。そのため、もう二、三分というところで気がゆるみ、急に吐き出すようなこともあります。

なお、自動車に酔うような人は、いつもなるべく消極的で、自分は酔うものときめて用心深い方がよいのです。車に乗ったらいつも自分を見つめていて、ちょっと気分がよいからといって、けっしてカルハズミなことをしてはいけません。気持ちがよいからといってはしゃいだり、しゃべったりすると、たちまち精神の緊張を失って、急に酔うようになることが多いのであります。またもうひとつだいじなことは、目的地に行き着いたからといって、けっして安心し気をゆるめてはなりません。自動車から下りたらすぐ荷物を整理するとか、忙しい仕事の片ハシにでも手を出した方がよいのです。けっして大急ぎで寝床をとってもぐり込むようなことをしてはなりません。行き着いてすぐ寝るような心がけでは、いつまでたっても自動車に酔わなくなることはできないのであります。

私に接近して私の日常生活を知っている人は気がついているはずですが、私が病院や旅行から帰って非常にくたびれ、頭痛がするような時でも、必ず机の上の手紙や書類などにちょっとでも手をつけて整理をします。それは、目ざわりになるままにちょっと手を出すのでありまして、ムリに努力してやるのではありません。ただ、家に着いて急にガックリして精神弛緩の状態にならないように抑制しているというだけのことであります。だから私の日常生活では、家に帰り着くとすぐ、お茶でも飲んでひと休みするということがなく、「休息は仕事の中止にあらず、仕事の転換の中にあり」というように、手紙や書類の整理をしているうちに疲労もしだいに回復し、いつの間にかふたたび心が引き立ち、元気が出てきます。こうして元気が出てきたときに、はじめて一服する、ということにするのがよいのです。そうすれば、一服している間も心は活発に働いて仕事の段どりなどを考えることができ、精神がゆるむということはありません。

こんなことは机上論で考えてはわかりにくいことで、体験するということがかんじんであります。ここの修養で全治した人には、こんな断片的な話を聞いてもピッタリきますが、そうでない人には何だかウソのようにも聞こえるのであります。

なお、この「現在になる」ということは、実際に苦痛に行きづまれば、素直な人ならば当然そうなるべきはずであります。素直でない人は、いくら行きづまってもいろいろの工夫をすることをやめません。あきらめてもみたり、勇気をつけてみたり、いろいろのことを試みるのです。そのため、ますますいけなくなります。

私の家内などは、これほど親切に、手を取るように説明して教えても、まだそれを実行しようとする気が出ないのであります。それはこの会に出ても、会費は払わなくていいし、どうせ家にいつでも有り合わせの亭主がいる、ということを考えているからであります。（満座爆笑）

今日ここで話したことが実行できさえすれば、自動車にも酔わなくなると同時に、強迫観念や頭痛なども治ります。あるいはまた、入院して修養すれば、いつの間にかこんなことができるようになっているのであります。

野崎（会社員）　昨年の七月、夜の十時ごろ町会から家に帰り、床にはいったとたん、頭の中がピリッと痛み、脳溢血ではないかと驚き、医者を呼んで診てもらいました。その後、いつも頭が痛く感じ、頭の中に棒が二本はいっているような気持ちがします。ある博士に脳溢血と診断され、東大の物療内科で電気風呂にはいるため一ヵ月通いましたが、どうしてもよくなりません。慶応の神経科へも二十日間入院して、注射、その他の治療を受けましたがやっぱりダメです。ある神経科の医者に森田先生の本を教えられ、それを読みましたところ、自分の症状にピッタリ合っていますので、こちらに入院しました。ところが、ここの療法は今までやってきたこととはまるで反対なので、驚いているしだいです。

森田　いまの話でちょっと思いついたことをお話しします。このあいだ五つになる女の子を熱海に連れてゆきましたが、カゼをひいて熱が三十八度あまり出ました。熱があって苦しいのでキゲンがわるくて、いろいろダダをこねます。「寝ていなくてはいけない」といっても、「だっこして」といって泣きます。だっこしてやるとこんどは、「オンモ（戸外）へゆく」といいます。熱があって気持ちがわるいから、外の風に当たれば気持ちがよかろうと子どもながらに考えるのでしょう。

考えてみますと、おとなもこんなふうで五つの幼児といくらもちがわないようです。少しわけのわかった母親ならば、子どものダダッコはいい加減にあしらって静かに寝かせておきますが、思慮のとぼしい親は子どものねだるままに何でもそのとおりにしてやって、病気をわるくしてしまうのであります。医者が患者のいうままに薬をのませたり、注射をしたり、電気風呂に入れたりするのは、思慮のない母親が子どものダダッコを、いうとおりにしてやるのとあまりちがわないではありませんか。

時間的経過を考慮に入れよ

角田　先生のご本ではじめて強迫観念というものを知り、そして強迫観念になりました。

森田　私の本を読んで強迫観念になる人も、かなり多いようです。鼻尖恐怖の例を読めば、だれでも鼻の先が見えるようになります。ある人は、そのために鼻尖恐怖に苦しむようになったといって、手紙をよこしました。しかし同じ本に、それをたちまち治す法も書いてあります。

それで思い出しましたが、ある人は「コペルニクスの恨み」とでもいうべき強迫観念にかかりました。三十五歳の人でしたが、十五歳のとき中学で地球の自転の講義を聞き、それ以来「もし自分が地球から振り落とされたらどうしよう」という恐怖におそわれるようになり、二十年来この強迫観念に苦しんできたというのです。

三木　私は人から自分の署名で文書偽造をされ、財産などを横領されはしないかという恐怖で、署名恐怖とでもいうべき強迫観念に苦しんでいます。

渡辺　私は食欲恐怖とでもいうべきものです。食欲があり過ぎて困ります。それでご飯は一度に二杯ときめましたが、十日もするとダメになってしまいます。するとこんどはヤケになって、無茶食いをするのです。十杯も平らげておまけに間食までします。しまいには気でも狂うかと思いました。

堀部　私は昨年、早大を出て公務員試験にパスしました。これはまったく入院のおかげです。(笑)ところが先生のご診察を受け、「食べたいだけ食べたらよい」といわれ、治ってしまいました。一時は、将来の希望をまったく失っていました。ここでの体験が、勉強の仕方や日常生活のやり方にいちいち生きてくるのです。

森田　神経質の患者は、普通医者から神経衰弱と診断されて学校を休学させられたり、職場をやめさせられたりすることが多いものですが、それは残念なことです。早く私の診察を受ければ、けっしてやめさせないのですが、やめてしまってのちには取りかえしのつかないことが多いのです。

佐藤嬢　私は神罰恐怖で、呼吸もできなくなるほど恐ろしゅうございました。こんなばかなことで苦しむのは自分だけだと考えていましたが、先生のご本を読んで同病者の多いことを知り、大へん心づよく感じました。通信療法で長谷川先生から、「苦しみは苦しいまま仕事をせよ」と教えられてよくなりました。いままでは、「犯した罪に対する罰はいさぎよく受けよう」と思っています。

森田　前に自動車に酔わない法として、バランス、つまり釣り合いがだいじだということをお話しましたが、さらにそれについて少し学理的にお話してみたいと思います。

宇宙の万象はすべて「釣り合い」から成り立っています。「釣り合い」がなければ、事物の存在はないのであります。物の質量や重さや変化、速度はニュートンの引力説ではこれを絶対的なもののように考えていましたけれども、それでは天体についても説明できないことがありまして、ついにアインシュタインが相対性原理という説を立てたのであります。相対性原理とは、事物の相互の対立関係でありまして、つまり「釣り合い」であります。事物は独立固定したものではなくて、プロセスであり、変化進行であります。

太陽系が一定の位置を保って安定し、人が地球から振り落とされないでおられるのも、相対的に天体の相互の運動により釣り合いがとれているからであります。また、水素や金属やラジウムなど、すべての物質が固有の性質を持っているのは、その分子のうちに電子と名づけられる微粒子が一定数ありまして、一定の圏内でたえずはげしい運動をしているからであります。それがちょうど、太陽系相互の関係に相当しています。ラジウムではその分子圏内から微粒子がたえず外に飛び出しています。それがラジウムの放射でありまして、この変化によってラジウムが何百万年とかの後には鉛になるとのことであります。

すべて変化、過程というのは時間の関係であります。私どもはいつも時間ということを忘れてはなりません。

むかしは、物質的な観念には空間ばかりが考えられ、時間ということを考慮に入れませんでした。幾何学では空間を三次元と名づけて、点、線、面をそれぞれ第一、第二、第三次元といいました。ところがアインシュタインの前にメニンスコフという人が、時間のことを第四次元と名づけ、時間を考慮にとり入れることによって、物理の実験に多くの発見をしました。

相対性原理は、この時間の観念のあつかい方が基礎になっています。点が運動すればそれが延びて線になり、線が延びれば面になり、面が移動してゆけば立体になります。その運動はみな時間であります。時間がなくては、物の変化はなく、感覚はなく、物の存在はないのであります。だいぶ理屈をいいましたが、要するに時間を考慮に入れないでは、変化、過程もなければ、相対的な釣り合いというものもないのであります。

頭の重い感じや目まいや対人恐怖などの強迫観念、さては苦悩、幸福、貧乏などというのも、みな上下、大小、黒白とかいうものと同じように相対的なものでありまして、けっして一定不変のものではありません。禅の『参同契』という本の中に、「明中に当って暗あり、暗相をもって遇することなかれ。暗中に当って明あり、明相をもってみることなかれ。明暗こもごも相対す、比するに前後の歩のごとし」ということがあります。明暗とかいうことは相対的なもので、たえず移行しており、どれが明、どれが暗とかいうような固有なものではありません。

先日数え年五歳になる女の子を連れて汽車に乗りましたが、トンネルを通るとき、「今日は夜なの？」とたずねました。また私の子どもが六歳のとき、盗賊の芝居を見て、「泥棒というものは、人でもってできているの？」とたずねたことがあります。このように、子どもの幼い頭では、「今日」

と「夜」と、「泥棒」と「人」とが、別々の観念になっているのであります。それはいうまでもなく、智力のまだ発達しない間のことであります。それと同じように、神経質者が固定した観念にとらわれ、時間的経過や物ごとの相対性ということがわからないのは、まだ修養の足りないことを示すものであります。

強迫観念者が「自分は低脳ではないか」、「意志薄弱者ではないか」、「安心立命はどうして得られるか」とかいうことを解決しようとして苦脳におちいるのは、明暗や、幸不幸の境界線を定めたいと思って実現不可能な努力をするのと同様であります。このような人は、千円の努力と千円の報酬とを別々のもののように考え、それが相対的であり、一定の過程であるということを知らないのでありす。そして自分の労力や苦痛だけを問題にし、不幸を訴え、千円の報酬をもらうことは無視し、論外にしているのであります。

欲望と恐怖の調和

次に、「生の欲望」と「死の恐怖」の相対関係についてお話します。あれもしたい、これもやりたいという執念、それがすなわち、生きていたいという欲望であり、同時にそれは死んでは大へんという恐怖であります。この欲望と恐怖が釣り合うときに、私どもは生死を超越するのであります。いいかえれば、生とか死とかいう考えがなくなるのであります。

相対原理で、たとえば汽車の速度をはかる時、自分が停止していて走っている汽車を見ると、非常に速いように見えますが、同じ速さの汽車に乗って同じ方面に進みながら一方の汽車を見ますと、まったく速度がないように見えます。生と死に対する感じ方や考え方も、それに比較して考えることができます。怒りや悲しみのはげしい時には、生命も惜しくなくなります。宗教や学問上の信念に殉ずるという時にも、生死を度外視することができます。大きな欲望のためには、大事な生命も惜しんでいるヒマがないのであります。

また盲腸炎の時など、腹の痛みのはげしい時には、その苦痛からのがれたいために腹を割いてもらいたいと思い、少しも恐ろしいということがなくなりますが、ふだんの痛くも何ともない時には、思いきって腹を切ることは容易でありません。また死のアゴニーといって、急性病で死にかけている時にもがき苦しむはげしい苦悶がありますが、それを他の人から見れば苦しそうで見ていられないほどであります。しかし、本人は苦痛そのものになりきっていますから、いわゆる心頭滅却の状態でありまして、それほど苦しくないはずであります。また幸い、その状態から回復した場合にも、その時の苦痛はただバク然としか思い出せないものであります。

また、ほんとうの大往生ともいうべき自然死の状態があります。それは九十歳とか、百歳とかまで長生きをして、身体は自然に老衰し、それにつれて精神的にも欲望も活気もなくなり、タドンの火の消えるように自然に消滅して死ぬことであります。それが理想的な大安楽の往生であります。それには、何の苦痛もともないません。慢性病で長い間に衰弱して死ぬのは、ややそれに近いものでありま す。

また、私のふだんの実感によると、私はゼンソクのために少しの力仕事にもすぐ息切れがします。また、毎日いろいろと忙しい思いをし、あれやこれやと気苦労をします。死ねばそうした苦労がなくなり、安楽になります。だから死んでもよいと思います。とくに、一人子を亡くした当時は、自分はいつ死んでもよいと思いました。

しかし形外会はますますさかんになりますし、私が主宰している雑誌「神経質」も、発刊以来早くも五年になります。いろいろ研究成績も上がってきます。熱海にも旅館ができました。多々ますます弁じて、生きていることがいよいよおもしろいのです。すなわち、苦痛に対しては死んでもよいと思うし、欲望に対しては生きているのはいっそうおもしろいと感ずるのです。だから、生と死のどちらでも成りゆきにまかせてさしつかえないという気持ちです。つまり、生死の釣り合いがとれているのであります。

なお、私の日常生活のバランスについてお話しますと、健康な時には困難な根気のいる仕事ができますし、病気の時には気楽な仕事ができます。病気で寝ている時に歌もできれば、文芸や何やの趣味も養われるのです。病気が軽ければ科学や歴史伝記などを読み、少し重ければ文芸ものを読み、熱があったり病苦に悩む時にはじめて講談本などが読めます。

私は肺炎とゼンソクで危篤になったことが二度ありますが、この時は何も読むことができず、宝石などをジッと見入っていましたが、なかなか興味のあるものです。ヒスイの玉の上等と下等と模造品などは自然に見分けができるようになります。だから私にとっては、ときどきの病気はけっして悲観や苦労ではなく、大きな楽しみでもあります。こんな時があってくれなければ、道楽や趣味を楽しむことはなかなかできないのであります。

私の家内がときどき、「源氏物語のようなおもしろいものをどうして読まないのですか」といって私を笑うことがありますけれども、私の日常は、こんな気長くゆっくり読まなければならないものに向かうには、あまりに気があせりすぎているのであります。ともかくも私は、自分の身体の状況いかんに応じて、たえずそれ相当の心を働かせていますから、自然に釣り合いがとれて「心は万境に随って転ず」というように、心は自然に流転し、いたずらに空想とか煩悶とかにとらわれるようなことはないのであります。

私もむかしは、いろいろと人生観を工夫し、生死の問題にもずいぶん悩みました。しかしいまはまったくそんな無用な努力はしなくなりました。実際の生死の事実は、けっして想像や工夫によって解決できるものではありません。自然に釣り合いがとれてゆくもので、なるようにしかならぬものであります。

強迫観念や神経質の苦悩は、生死の問題に関する実際を離れた想像や理屈によって生ずるもので、それはちょうど夢にうなされるようなものであります。この理屈や想像を断ち切って、事実そのままになった時、心は自然に釣り合いがとれ、順調に流れるようになって、神経質の症状は全治するようになります。

6　生命のよろこび

努力即幸福

早川　私はここでは成績の悪い方で、みなさんのご参考にもならないかと思いますが、感じたことをいってみます。自分がある仕事をやろうと思っているとき、そのことを人から頼まれたり、いいつけられたりすると、やるのがイヤになります。それは自分が人から、「こんなことにも気がつかないのか」と思われるのがイヤなのであります。つまり自分が周囲の人たちから、いつも敬意を払われていなければ気持ちがわるいのであります。

また、イヤなことがどうしてもイヤで手がつかないときは、そのことが何とかしてイヤでなくなるようにと努力しているときでありまして、イヤなことはイヤでどうにも仕方がないときめた瞬間に手をつけるようです。仕事に手が出ないときは、心に迷いがあって何かほかに必要な仕事がいくらもあるような気がして、どうすればよいかと手をつけずに考えているときのようです。

また何か仕事の計画を立てるとき、ついついそれを人にいってしまうことがあります。そうするともうその仕事に気乗りがしなくなることがあります。

森田　早川君の話はなかなかおもしろい。自己観察がよくできています。それを興味の対象として研究すれば心理学でありますが、早川君の場合はそれを自分の実行の手段にしようとします。たとえば自分の苦痛をラクにしよう、ラクに勉強しようというふうに考えるから、思想の矛盾になり、煩悶になり、少しも実行ができないようになるのであります。それが劣等生となるゆえんであります。

孔子の言葉に、「賢を見ては斎《ひと》しからんことを思い、不賢を見ては自ら省みる」ということがあります。みなさんは、成績のよい高野君を見ては「あんなふうになりたい」と思い、早川君の話を聞いては、「なるほど、あんなふうに考えては治らないのだな、自分もあんな考え方をしてはいないだろうか」と、自ら省みなければならないのであります。

さて、早川君がいった「自分のしようと思っていることを人からいいつけられるとイヤになる」ということは私どもの心の事実でありまして、自分で掃除をしているときに親から、「ついでにここも掃除するように」といわれるとか、あるいはいま学課の復習をしようと考えているとき親から「勉強しなさい」などと指図されると、せっかく自分でしようと思っていたのに張り合いがなくなってしまう、ということはよく経験するところであります。それが、「犬も頼めばクソを食わぬ」という心理でありまして、当然自分の判断と力でやるべきことが、人の判断に従うことになり、その人の支配下に立つような形になるからであります。

私どもの生命の喜びは、つねに自分の力の発揮にあります。抱負の達成にあります。たとえば富士山に登り、頂上をきわめ、そのために歩けないほど足が痛くなったとしても、喜びと誇りを感ずるのは、自分の力の発揮がうれしいからであります。損得にかかわらず自分の力の発揮によろこびを感ずるのが、「努力即幸福」という心境であります。モンテッソリー女史が児童教育について、やたらに注入教育をしたり、手をとって世話したりしてはいけないというのも、それが児童の自発心を阻害し自力の喜びを奪ってしまうからであります。

イヤなことをイヤでなくしておいて、それから手を出そうとするのが神経質の人の通弊であり、ずるいところであります。試験勉強は当然苦しいものです。勉《つと》め強《し》いるのが勉強です。もしそれがおもしろいことであるならば、試験勉強ではなくて試験道楽とでもいわねばなりますまい。その苦しくておもしろくないのを、ラクでおもしろくありたいと思うときに読書恐怖になるのであります。

試験前だから、苦しいながらガマンして勉強するのを柔順といいます。その柔順は、はじめはほんのフリをするだけでよく、ともかく実行しさえすればよいのです。心のうちの感じはどうでもよく、とにかく机に向かって教科書を開きさえすればよいのです。それが私のいう「気分本位をすてて事実本位になる」ということであります。

話はちがいますが、きょうだれかの日記に、「先生に叱られて非常に恐怖した」と書いてありました。ちょっと見れば何でもないようですが、じつは先生に対する反抗気分と不柔順さを現わしています。先生はこわく、何かいわれてまごつくのは当然のことです。当然のことは書いたり、いったりするに及びません。それはたとえば、「ご飯を食べて腹がはった」とか、「暑くて汗が出た」とかいうのと同様であります。普通の人は、当然のことは何ともいいません。それを事その事、物その物になりきるというのであります。

そして、「久しぶりに初めて腹一杯食べた」とか、「汗が出ては困るのに汗が出る」とか、とくべつの場合の感じ、あるいはとくべつの意向があるときに初めてそれを言葉に表現するのであります。

ところでことさらに、「先生に叱られて恐怖した」とかいうのは、「先生に叱られても、こわがってはいけない」とか、「先生は自分たちにやさしく納得させるべきで、叱るのは不都合である」とかいう、まちがった考えにとらわれているからであります。それが不柔順であります。

先生が恐ろしいのは、勉強が苦しいのと同じように当然のことでありまして、もしそれが友人や行きずりの人に対するのと同じ感じであっては、ここへ入院しても何の効果もないのであります。

布留　自分の計画していることを他人にもらすとかならずダメになるということは、私にもおおいにあって共鳴します。とくに嬉しいことがあるときには、先にそれをいってしまうクセがあって困ります。自分の計画をいってしまえば、かえって責任感ができてよかりそうなものですが、事実はその責任感の重荷に耐えられず、逆に何といって友だちをごまかしてやろうかなどと、逃げ道ばかり考えるようになるからダメなのだと思います。

森田　自分の感じや計画を人に告白すると、一方にはそれで気が晴れてしなくともよくなる場合と、一方にはそれが行きがかりになり、責任ができてイヤでもしなければならないようになる場合と二つの場合があるように思います。

「このご恩は、一生けっして忘れません」とかいう人は、もうその時から安心して責任の重荷をおろしたように思い、恩の方は忘れてしまうことが多いものです。ジッと心に持ちこたえて、その恩義を感じつづけていることができないのであります。

私は中学時代、いなかに帰るたびに近所の人たちに自分の将来の抱負について、いつも大きなことをいっていました。ところが、私がいよいよ中学を卒業するとき、父は私が病弱であるために高等の学校にゆくことを承諾してくれません。しかし私は、いままでに多くの人に話してあるホラの意地もあるので、いろいろと方法を考え、ついに大学を卒業することができました。このように、かねてホラをふいておくことも、それが行きがかりになり、時には大きな効果を発揮することもあるものです。

平常心是道

香取　妙な質問ですが、ここの治療法は禅とよく一致するとかいわれます。しかし先生は禅はやらないといわれる、これはほんとうですか。

森田　私の現在の治療法を組み立てるに至った経路は、禅とはまったく関係がありません。私の著書にもあるとおり、西欧流の療法からしだいに発達し、脱化したものであります。

むかし私は釈宗活禅師の提唱を聞き、参禅したこともあります。その時に「父母未生以前、自己本来の面目如何」という考案をもらいました。三、四度参禅しましたけれども、とうとうこの考案を通過できませんでした。禅をやったのはたったこれだけで、禅の悟りがどんなものかということは知りません。ただ物好きのヤジウマで、ほんのちょっとやっただけであります。

九大の下田博士は、私の療法を禅から出ているようにいっておられるけれども、それは間違いです。私が強迫観念の本態を知ったのは心理学的にでありまして、宗教的にではありません。強迫観念の原理を発見したから、その結果として「煩悶即解脱」ということがわかったのです。強迫観念の療法は、心の中の争いを否定したり、回避したりすることではありません。そのまま苦痛、煩悶になりきればよいのです。なりきったときに、そのまま煩悶、苦悩が消滅するのです。すなわち「煩悩即菩提」であり、「雑念即無想」、「不安心即安心」であるのであります。禅やその他の療法で「煩悩無尽誓願断」とか、煩悩を断つとかいいますけれども、私の療法ではけっして断つのではありません。煩悶のままであるのであります。

私の著書にときどき禅語が引用してありますのは、強迫観念の治療に成功してのちにはじめて禅の意味がわかるようになったからであります。すなわち、禅と一致するからといって、禅から出たのではありません。私が神経質の研究から得た多くの心理的原理から、禅の言葉をわかりやすく説明することができるようになったのであります。

かつて、弁護士をしている心悸亢進発作の患者が、私の診察を受けたことがあります。その人は十余年来禅をやり、考案を百も通過したとのことであります。禅でいう「平常心是道」ということは、この人からはじめて聞きました。この人がいうのに、家で坐禅するときにはすぐ「平常心是道」になるが、電車の中で発作の起こったときにはどうしても平常心になれないとのことであります。

そのとき、さっそく私はいいました。「平常心」という文字から察すれば、それは「自然の心」という意味ではなかろうか。死は恐ろしい、電車の中で今にも死にはしないかと思うときは、当然不安である。そのあるがままの心が、すなわち平常心ではあるまいか。電車の中でその恐怖心そのままになりきって、逃げ出したり、交番や病院に駆け込んだりしないで、ジッと忍受していれば、そのまま発作は経過して苦悩は雲散夢消する。これが「平常心是道」であって、そのとき心悸亢進発作はたちまちにして全治するといって教えましたけれども、その人は残念ながら私のいうことがよく理解できなかったのであります。こんなふうに私は、神経質の発作性症状の心理から推して禅の言葉の意味を解釈することができるのであります。しかし、禅の修行や、その方の説得だけでは、この患者の例でもわかるように適切に治すことはできません。私の療法では、それらとまったく関係なしに治すことができるのであります。

真如外にあらず

魚返（会社員）　私が強迫観念になったのは、私の知識をもってしては解釈のできない体験をしたことが動機であります。それは五年ほど前に、私が病気で衰弱し、明日ともわからない命のときに、仏光燦然《さんぜん》たる如来さまを見たことであります。これは夢でもなく、心像でもなく、たしかに実在の姿かと思われました。

またその後にも、「仏になれ」という金色の文字が現われたり、それ以上の不思議がたくさんにありました。このようなことがあって以来、神仏など存在するはずがないという考えと、科学では解釈できない神仏が実現するのではないかという考えが交錯して、精神の葛藤に苦しみました。つまり私は、神仏を見ながらなお神仏の有無の判断に迷っているのであります。

森田　あなたは、目を開いたまま見えるのですか。また、どんなときにそれが見えますか。

魚返　目をつぶったときが多いようです。夜と昼の差はありませんが、寝ざめに多いようです。

森田　見えると同時に目がさめるとか、見えたと思って目をあけると見えない、とかいうことはありませんか。また見える前と後との意識の相違はありませんか。

魚返　半意識の状態からさめようとするときに見えます。今でも平和な心境にはいれば、随意に見ることができます。心が乱れると、目の前に砂のようなものがひろがって、見えなくなります。ここへ入院してからは見えません。

森田　こんなことを一般に「見神」といいます。そのときの心境を、よくインスピレーションとか霊感とかいいます。綱島梁川という人も自分で見神したことを書いて神霊の存在を肯定しています。宗教家の難行苦行のさいに、しばしば起こることであります。精神病学では、こんなことを妄覚といいます。また夢中で錯乱した状態になることを、譫妄《せんもう》状態と名づけています。真言宗ではこれを魔障といい、禅宗では禅病といっています。魔障というのは悪魔の誘惑にかかるという意味で、心霊というものが他にあると迷信しているものであります。

しかし心霊あるいは神仏が他にあると思うのは、無智の行者のおちいりやすい迷信でありまして、弘法大師の般若心経秘鍵には、「仏法他に非ず、心中にして即ち然り。真如《しんにょ》外に非ず、身をすてていずくんか求めん」といっております。すなわち、自分以外に、他に心霊というものを認めないのであります。妄覚とか譫妄とかいうものは、重病後の衰弱とか、熱病とか、疲労困憊《こんぱい》の極とか、精神感動とかいうときに起こるものであり、また暗室譫妄とかいって全然光線のはいらない暗室に、二、三昼夜もつづいて入れっ放しにするときに起こることもあります。また宗教家や迷信者や加持祈祷の巫女《みこ》などで、初めは右にあげたようなある機会に妄覚を起こし、その後は精神的態度の練習により、みずから迎えてたやすくそのような状態になれる人があります。催眠術や祈祷では、容易にそれを練習することができるのであります。

右にあげたことは、精神の健康な人にも起こりうることですが、精神分裂症という精神病ではもっともありふれの症状であります。この種の患者は、きまってこの妄覚を事実と信じて、けっしてそれを疑うということをしないのであります。

宗教家が霊感とかによって見神をして、そのときいかにはっきり神仏が見えたからといって、かならずしもそれが神仏の存在を肯定する証拠にはなりません。私どもでもつよく目をとじて、静かに心をこらせば、眼前にゴミのようなものや閃光のようなものを見ることができますが、それは外界にそんなものがあるということを認める証拠にはなりません。また夢で父親に会ったからといって、父親の心霊が存在するという証拠にはなりません。

話は少しよけいなことに深入りしましたが、魚返さんのように神仏存在の有無の確定に迷ったからといって、それがかならずしも強迫観念の形となるべきものではありません。とくに学者は人生に対し、宇宙に対し、研究を深めれば深めるほど解決できない疑問が百出するものですが、それがいちいち強迫観念になっては大へんであります。ただ学者は、起こる疑問を次から次へと追究して、自分の力の及ばないところは他の人の研究によって解決される時節を待ち、あるいは次の時代の学者の研究問題として残しておくのであります。

さらにまた疑問を解決することができないからといって強迫観念を起こすならば、私どもはだれでも来年まで生きるかどうかを確定できないものでありますから、すべての人が強迫観念に悩まねばならないことになります。

それではなぜ強迫観念になるかというと、自分の心に何か感動を起こし、不安になるような疑問が起こり、その解決ができないときには、当然不愉快であることを免れません。この不愉快な感じをきれいさっぱり無くしてしまわなければ気がすまないというところに、強迫観念の根本があるのでありまます。学者の心境とはまったく正反対であります。学者はますます起こる疑問に対して、ただますますその研究を進めるばかりであります。ゲーテは「人生は努力である」といいましたが、学者はただ前へ前へと努力するばかりでありまます。いつまでもぐずぐずして煩悶しているようなことはしないのであります。

事実を見ること

石原（教員）　以前は対人恐怖、正視恐怖で、電車に乗っても混んでくると近くの人が恐ろしく、空いていると遠くの人が気になります。そうかといって窓の方を見ていると、停車中にホームで待っている人たちに見られるから不安になります。こんなふうで、外出することもなかなかできませんでしたが、今では教場でみんなの前に立って元気でやれるようになりました。

鈴木　私は中学四年から不眠症で苦しみましたが、どもり恐怖もありました。教師の前に行って頭を下げたまま、一言もいえないこともありました。口の先まで出かかっても、どもるのがこわくてやめてしまうのです。

ここを退院したのち、試験中下痢をしていながらムリな勉強をつづけているとき、ある晩ひどく眠られないことがありました。頭の中を何かグルグルとまわっているような感じで、とても苦しい思いをしました。もう、むかしのわがままを出したい気分がいっぱいでしたが、ここに入院したという手前もあるので、やっとこらえていました。あくる朝、母が心配してたずねましたが、「ちょっと寝つきが悪かった」といってその場をとりつくろいました。

先生からうかがったことですが、倉田さんの『出家とその弟子』に次のようなことが出ています。親鸞が臨終のとき善鸞に対して、「お前は〝救われる〟ということを一言いってくれ」といいましたけれども、善鸞はそれをどうしてもいうことができず、ついにそのまま親鸞は死んでしまいました。善鸞は、「自分の罪がこれほど大きいのに、このまま弥陀《みだ》に救われると考えるのは、あまりに虫がよすぎる」と考えるから、「救われる」ということを素直にいうことができなかったのです。しかし、もしこのとき、親鸞のいうままに「救われる」と一言いいさえすれば、そのまま救われたのです。この患者も、いつまでも、「治らない」と主張せずに、先生のいわれるままにかりに「治った」ことにしておけば、「ウソから出たマコト」でほんとうに治るようになるのです。私も、もしあのときわがままを出してダダッコをいったら、またむかしのようになっていたかもしれません。

森田　きょう出席しておられる中には心悸亢進の人もあるようですが、ちょうど茨城から出席された古田君がいるから、この人に聞くとよい。古田君は顔の血色を見ても心臓の弁膜症があるということが想像されますが、それにもかかわらず心悸亢進発作が治ったのです。まして、心臓に少しの故障もない人は、わけなく治るはずです。

普通内科の医者は、心臓弁膜症があるといえば、何でも安静にしていなければならないと思っています。心臓病のために起こる心悸亢進と、精神性に起こる心悸亢進との見分けがつかないから、五年も十年も安静にさせておくことがありますが、そんなことをしていると、身体の抵抗力は弱くなるばかりで、心悸亢進はけっして治らないのであります。それをここで、その精神性の故障を取り除けば弁膜症はありながらも心悸亢進はなくなり、一人前以上の活動家になることができるのであります。

普通の医者は一般に、身体の病的な欠損ばかりにこだわって人間全体を見ることができず、患者の人生ということについては、まったく無関心であります。

ここに入院している人は、思いきって私のいうことをきくと、簡単に治ります。治った人の真似をすれば治ります。屁理屈をいう人は治りません。そういう人は、まことに厄介です。入院患者の日記に、「先生のいわれることはサッパリわからない」というふうに書いてあることがあります。こんなことを書くのはよくありません。先生はけっしてわからぬことをいう「わからずや」であるはずはありません。そのような患者は、「庭に出て掃除をしているように」と教えれば、「掃除なら家でもしていた。掃除をしていて病気が治るとは、サッパリわからない」というのです。「こうすれば治る」、「この薬はきく」とかいうのは、ただ医者だけが知っていることで、その因果関係を患者が知るはずはありません。もしそれがわかっているならば、入院治療の必要はなく、とっくに自分で治しているはずであります。先生から何かいわれれば、「ああそうですか」と、いわれるままにしておれば、治るにしたがってはじめてそのことの意味がわかるようになるのです。「サッパリわからない」とかいう人は、不柔順であり、横着であります。

「こんなことをしていて治るとは不思議なことだ、どうも納得がいかない」と思いながらも、黙々としてそのとおりに実行するのを「素直」とか「柔順」とかいいます。素直とは、自分にはよくわからないながらも、自分の信頼する人の教えるままに、かりに「そうかなあ」と定めて、ためしにやってみることであります。少しもむずかしいことではありません。ところが、不柔順な人は、「わからない」と断言して、少しも実行してみようとしません。これが横着であり、強情であります。この素直と強情の区別が、治ると治らないとの分かれ道であります。

肺結核恐怖の人も多いようですが、これも水谷君に聞いてみるとよい。たとえば、ひどく疲れてガッカリしてしまう。これもほんとうに疲れたのか、それともただ精神的にそう感じるだけなのか、なかなか当人にはわかりません。普通の内科医は、本人が疲れるといえば、それをそのまま事実として認め、すぐ過労とか神経衰弱だということにしてしまいます。私のやり方は、けっしてそんなに簡単なものではありません。はたしてそれが事実であるかどうかを鑑別しなければならないのであります。

水谷君は、肺結核恐怖のために疲労感がつよくて、入院前にはほとんど何もできなかったとのことですが、退院後は日本アルプスや富士山に登り、満州旅行にも出かけるというように、ずいぶん活躍しており、それでますます丈夫になったのであります。

私どもは、自分のことを自分の気分で判断してはなりません。必ず、その事実を見ることを、忘れないようにしなければなりません。たとえば自分が健康であるかどうかは体重が増したとか、終日働いたとかいう事実をもって判断することがだいじであります。

私の『生の欲望』という本の中に、「白痴はつねに自分を利口と思う」という題で書いた随筆がありますが、自分自身のことは多くの場合自分の考えとはちょうど反対になるものであります。知恵の足りない人ほど、自分は知恵が多いように思っているものです。みなさんの中にも、自分は意志薄弱であると思っている人がいるとすれば、その人はけっして意志薄弱ではありません。また自分は愚鈍であると思う人は知恵があり、将来ますます知識の進歩する人でありますから安心してよろしいのです。これと反対に、自分は頭がよい、本を読んでもよく理解ができると思う人は、アテになりませんから充分心配するように心がけて下さい。

私自身も中学時代から今日にいたるまで、いつも自分は頭がわるく、変質性で、人並みでないと思いつめています。だから人から、頭がよいとか、勉強家であるとかいわれると、それをお世辞か、カラカイだろうと思って、キマリがわるく、心細い感じがするのであります。もちろんそれは、自分の主観的な気分でありますから、それを何とも思い変えることはできません。ただし、私という人間の客観的評価は、自分自身の事実にもとづいて決めるほかありません。たとえば私が十八歳の時から今日に至るまで四十二年間日記をつけることを一日も欠かしたことがないとか、あるいは本を読むことが一年に平均六十余冊、一日平均六十余頁になるとか、神経質の本態と療法を発見したとかいう事実が、私の人間性を評価する材料になるのであります。

なお私の神経質に関する発見でも、ときどき人が努力、勉強の結果であると批評することがありますけれども、私自身の主観的な気持ちでは勉強の結果とは思えず、ただ偶然のまぐれ当たりとしか思えないのであります。しかしこのことに対する客観的な評価は、私がむかしから神経質について研究してきた経路、歴史を調べた上でそれを定めるほかはないのであります。

みなさんの中で、もし自分は素直であり、従順であり、人に対して同情があると思っている人があれば、その人の実際はその反対でありますから、よくよく自己反省をして下さい。あるいは、自分は礼儀正しく、人に対して親切をつくしているとかいう人は、いつも人の嫌うことや、人の迷惑をかえりみず自分の礼儀をムリに押し通し、親切の押し売りをする人でありますから、よく気をつけて下さい。私の『神経衰弱と強迫観念の根治法』の中に、「赤面恐怖は恥知らずになり、不潔恐怖はますます不潔になる」と書いてありますのも、自分の主観的な気分と客観的な事実とはちょうど反対になるということを示したものであります。

親鸞上人がえらくなったのは、自分は愚鈍であり、悪人であると悟ってからのことです。赤面恐怖の人でも、自分は身勝手でわがままであり、人に対して思いやりがないということを自覚するようになったら、心機一転してたちまち治るのであります。

親鸞上人は九歳で仏門にはいり、叡山で勉強し、ずいぶん煩悶に悩まされましたが、二十九歳のとき法然上人の説教を聞いてたちまち悟ることができました。それまではおそらくは、道徳恐怖、悟道恐怖などの強迫観念に悩んだものと思われます。それが「自分は悪人である」と自覚し、いっさいを弥陀にまかせると往生して、はじめて強迫観念が治ったものにちがいありません。

さて、自分の気分で考えることと事実とは反対になるということをお話しましたが「自分は頭がわるい、読書が少しもできない」とかいって苦しんでいる人が学校の成績は一番になったりすることがあるように、およそ神経質の人は、何ごとにつけてもいわゆる劣等感のために自分のわるい方面ばかりを考えるものでありますから、事実においては神経質はつねに善良、優秀な人であるべきはずであります。この点において、私どもは神経質に生まれたことを感謝すべきであります。

それと反対に、ヒステリーとか意志薄弱性とかの素質の人は、いつも自分のよい方面ばかりを考えてひとり得意になっていますから、ちょうど神経質の人とは反対になります。

捨て身の態度

黒川　前には剣道をやっていましたが、その後二年くらいでやめました。ここを退院してのち隊に帰って、久しぶりに剣道をやってみましたところ、以前に負けていた相手に勝つようになっていました。いつの間にか、腹がすわって目がきくようになったのです。柔道もやっていますが、相手の力を利用して相手を投げるという気合いがわかるようになりました。

森田　私はこれでも、居合術と柔術が初段です。柔術では寝わざが得意です。柔術では自分の身体をいつでも相手の身体にピッタリ寄りそうようにしていることが大切です。そうすると、相手から当て身をやられるスキがなく、投げられることもありません。それがいわゆる捨て身の態度でありますが、熟練しなければなかなかできないことです。この捨て身の態度は、相手に対してムリにつっぱるとか、自分の態度を工夫するとかいうことがなく、自分を投げ出したありさまで、いつでも相手の変化に応じて臨機の処置がとれる状態であります。禅で、「応《まさ》に無所住にして、其の心を生ずべし」というように、心がどこにも固着していないので、その時その時に応じて自由に心が働く状態であります。相手と組んだ時には、全身の力を抜いて相手の身体にぶら下がっているというふうで、相手が押しても引いても自由にくっついてゆくのです。そうすると、自分よりずいぶん力の強い人でも、いつの間にかくたびれ、根負けがしてヘトヘトになり、自然に先方が負けるようになります。

黒川　入院以前のことですが、「はからいのない心が、仏に摂取される」というところから、真宗にはいったことがあります。そのころはまだよくわかりませんでしたが、ここに入院して初めて「はからいのない心」が体得されました。純なる心、はからいのない心をここで体験して、帰ってから真宗の本を読みましたところ、こんどは非常によくわかりました。『歎異抄』もよくわかるようになりました。般若心経も非常に興味深く感じました。要するに入院中の体験で得た「無」、つまり一定の概念を立てないでその時その時の感じでぶっつかるということを思い合わせると、これらの本がよくわかるのであります。

森田　以前には文句にとらわれ、頭で理解しようとしてわからなかったものが、いまは自分の体験に当てはめて読むから、直観でわかるようになるのです。

「はからいのない心」というのは、「あるがままの心」ということですが、これも言葉にとらわれるとかえってまちがいのもとになります。あるがままになろうとか、はからいの心を捨てようとかすれば、それはすでに「はからいの心」であり、「あるがまま」ではありません。実際生活による修養でなければ、理屈に当てはめて考えてもけっしてわかるものではありません。

私どもは、つねに何かにつけて疑い迷い、はからうものであります。それがそのまま、私どもの自然の「あるがまま」の心であります。それをそのままに森田の療法にまかせ、あるいは境遇、運命、自然の法則にまかせ、あるいはまた親鸞のいうように「よき人の仰せにしたがいて、念仏申すまでのことなり」と弥陀にまかせまいらせることが、すなわち「はからわない心」なのであります。それをわかりやすくたとえれば、子どもがむずがり、ダダをこねながら母のふところに抱かれているありさまであります。ここの入院中の生活についていえば、何かにつけてここの療法を疑い、あやぶみながら、そのまま入院規定をまもってゆくことを「はからわない心」というのであります。

古庄夫人　退院後は、人との関係を具体的に実際に見るようになりました。以前は、気に入らない人とは話をするのもイヤで、ひとりで反目していましたが、退院後はふだん気に入らない人でも、いつも自分に対して冷たいわけではなく、時には機嫌よく親切に接してくれたということがこまかくわかるようになり、こちらから親しくしてゆけば相手も親しくなるというふうに変わってきました。

水谷　私は以前、読書恐怖でどうしても本が読めず、そのために旧制高校時代に一年休学しました。学生ですから、それが治ったことがいちばんありがたく思われます。論語なども、高校でおそわったころは少しも興味がなく、何のことやらサッパリわかりませんでしたが、ここの体験療法を受けてからは、非常に興味を感ずるようになりました。もちろんまだ深くわかったとはいえないでしょうが、体験で読むとなかなかおもしろいものです。

孔子は、多くの弟子たちと艱難辛苦《かんなんしんく》して諸国を遍歴しながら、いろいろの話をしておられます。「道行われず、桴《いかだ》に乗りて海に浮ばん」。さすがの孔子も、時にはこんなグチもこぼされました。「我に従わん者はそれ由《ゆう》か。子路之を聞きて喜ぶ」。由は子路のことで、率直で勇気のある人ですがそそつかしくて少し思慮の足りないところがあるので、孔子から叱られてばかりいました。それがめずらしくほめられたので、すっかり喜んだわけです。すると孔子が、「由や勇を好むこと我に過ぐ。取り材《はか》る処なし」といましめられました。ピシャリとやられて、子路のしょげた様子が目に見えるようです。

またある時、孔子が愛弟子の顔淵に、「之を用いらるればすなわち行ない、之を舎《す》つればすなわちかくる。ただ我となんじとこれあるか」といわれました。それは、「用いられればかねての志を実行し、用いられないときはうらんだりしないで、ゆうゆうとしていられるのは、ただ私とお前だけだろう」という意味です。そばで聞いていた子路は、自分を閑却されたのが不満でたまらなかったらしく「子、三軍を行《や》らば、則ち誰と共にせん」と口を出しました。大軍をひきいての戦争ともなれば、私ごとき勇者でなくてはダメでしょう、と力《りき》んでみせたのであります。ところが孔子から、「暴虎《ぼうこ》馮河《ひょうが》死して悔なき者は吾くみせず、かならずや事に臨んでおそれ、謀《はかりごと》を好んでなす者なり」と、ひどくやっつけられてしまいました。

孔子もたまにはカンシャクをおこしておられます。「宰予《さいよ》昼寝《い》ぬ」。宰予という人は孔子十哲の一人で、弁舌のうまかった人ですが、なまけて昼寝をやったらしいのです。孔子はグッとカンシャクがおきたとみえて、「朽ちたる木は雕《ほ》るべからず。糞土の牆《しょう》は汚《お》すべからず、予《われ》においてか何ぞせめん」といわれました。「朽ちた木では彫刻ができず、糞土でかためた塀はきれいに塗ることはできない。いくらいってもきかしてもダメだ」と罵倒されたのです。ずいぶんひどいことをいわれたので、宰予はくやしくて泣いたかもしれません。

また、宋にゆかれたとき恒魋《かんたい》が孔子を殺そうとしました。その時孔子は、「天徳を我に生ず。恒それ予をいかにせんや」と、昂然としていい放たれました。

孔子はまた情愛が深く、顔淵が若くして死んだ時には、「ああ、天予を亡ぼせり、天予を亡ぼせり」といって、声を放って泣かれました。孔子は偉大なる凡人であったと思います。時にはグチもこぼし、カンシャクも起こしておられます。そこにいっそう親しみを感ずるのです。

法悦の境地

香取　ここでみなさんにぜひおすすめしたいことは、先生にできるだけ接近することです。先生がおっかないのは当然のことで、それは仕方がありません。おっかなくない人は、先生を先生と思わない人で、ここに入院していても何にもなりません。おっかないのを少しガマンして、先生からお小言をいわれるような位置に身をおけば、必ず早くよくなります。剣道でも、先生に打ってかかっていって鍛えてもらわなければ、上達するはずがありません。むかし熊沢蕃山が中江藤樹のところへはるばるたずねて行って、入門をお願いしたけれども、藤樹先生はなかなか承知してくれません。しかし蕃山はあきらめず、いつまでも軒下にすわり込んで去らないので、とうとう弟子にしてもらうことができたとのことであります。また、儒学者の富田高慶という人が、二宮尊徳に直接会って話を聞きたいと思い、面会をもとめたけれども、尊徳は「儒学者に会う用はない」といって、会ってくれません。それで高慶は付近に宿をとって、百日ばかりも毎日かよいつづけたそうです。尊徳もついに、「執念ぶかい人もあるものじゃ」といって、会ってくれたそうです。

ここでよくなった人は、こわいのをガマンして、いろいろ工夫して上手に先生のそばにくっついていた人です。先生に接近するのはいちばん大切なことで、成績のよい人はここでの修養を卒業したのちも、つねに先生に接近するようにしています。私なども、少しわからないことがあると、すぐ先生のところへかけつけて、処世上の方針なり何なりについて、先生のご指導を仰ぐのであります。先生のいわれるとおりに実行し、その結果がうまくゆくと、先生も心からよろこんで下さいます。それを逆に考えて、相談ごとなどを先生のところへ持ちこむと先生にうるさがられるかと思う人がありますけれども、そんなことではかえって先生によろこばれないのであります。

私が退院してのち、あるとき先生が急病で危篤におちいられたとき、家族の方を通じて電話で私の方へ知らせて下さいましたので、驚いて駆けつけました。私のほかに井上さんや山野井さんも先生から呼ばれてきておられました。そのとき先生は、こんどは助からないかもしれないと思い、死んだら大学で解剖するようにと遺言されたそうですが、私どもを呼びよせられたのは、ご自分がいかに死を恐怖しながら死ぬか、そのあるがままの現実を私どもに見せたいがためであったとのことです。こんなことは普通の人の思いもおよばないことで、先生なればこそと思って深く感謝したことであります。

このように、自分から先生に接近していさえすれば、先生は私どものことをいろいろと気にかけていて下さいます。水谷さんや井上さんなどは、始終先生のおそばにいられるので、うらやましいことであります。

河原（額縁商）　一昨日退院して家に帰りましたが、思いがけなく自分の心境の変わっているのにおどろきました。以前には非常に不快に思っていた人に対しても、前のようにその人を憎む気になれません。また自分の「法悦」というような気持ちを人にも伝えてやりたいと思うのですが、言葉に現わすと自分のほんとうの気持ちがくずれてしまうようで、どうしてもうまく話せません。

森田　私どもの体験や感じでは、直接それを言葉でいい現わすことはできないものであります。なぜならば、言葉というものは符牒であり模擬であって、事実そのものではないからであります。学者や詩人は、何でも言葉でいい現わすことができるように思うので、かえってそれがまちがいのもとになり、くわしくいえばいうほど、ますますわからなくなることがあります。

多田（学生）　対人恐怖で入院しましたが、私は以前からとても迷信家で、神社でひいたオミクジを気にします。拝むのにも念を入れてしないと、神罰が当たるような気がしました。入院後は対人恐怖も治り、神社に行っても前のような気持ちはなくなりました。最近では、神さまがありがたいという気持ちがうすくなりました。神社へ行っても、みんながお賽銭をあげるから自分もあげ、みんなが頭を下げるから自分も下げるというふうで、神さまをうやまう気持ちで拝むのではありません。これでよいでしょうか。

森田　君は人から、「お変わりありませんか」といわれたとき、「ありがとう、おかげさまで元気です」とかいうことはありませんか。神さまを拝むのも、そのくらいの程度がよいのです。心から「おかげさま」と思わなければ虚偽である、というふうに考えると、世の中のことは何ごとにも融通がきかなくなります。仏教に「四恩」ということがありますが、その中に「衆生の恩」というのがあります。「衆生の恩」というのは、社会から受ける恩恵でありまして、私どもが毎月無事に月を送ることができるのはそのおかげであります。しかしそれをいちいち感謝しなくとも、「おかげさまで」ぐらいの程度でよいと思います。

香取　宗教の話が出ましたが、私は先生のところでいろいろの症状がすっかり治り、その結果宗教のこともよくわかるようになりました。初めに八年もつづいた不眠がきれいさっぱりなくなり、次に頭痛発作や疲労感などが治りました。最後に残ったのは自分の事業に対する不安です。三井物産のような大会社でも、大パニックがくれば、経営者はやはり心配するでしょう。まして、私がやっているのは中小企業ですから、いっそう心配するわけです。外来で先生のご診察を受けたとき、「不安はとれるものではない」ということを聞き、だいぶよくなりました。それで、不安も不安のままになりきれば、不眠症が治ったようにいっこう苦痛でなくなるかと思いました。しかし、事業に対する不安は不眠症のようにキレイさっぱりとはゆきません。それで、先生に必死になっていろいろと質問しましたけれども、どうもラチがあきません。それで、不安の問題は先生のところではダメかと思って一時宗教の方に走りました。キリスト教では賀川豊彦氏に会って話を聞き、仏教では相当有名な禅僧のところに行って聞きました。神学なども少しはかじりました。しかし結局、宗教そのものはわかっても、不安恐怖そのものはいっこうに治りません。やっぱり先生のところでなくては治らないと思って、また帰ってきました。そのうちに、いつとはなしによくなりました。

不眠症は、眠ろう眠ろうと思う間はダメです。しかしまた、「眠らなくてもよいと思っていれば眠られる」と思っても、少しでも「眠りたい」という予期観念がある間はダメです。同じように、不安も「不安になりきれば安楽になる」と考えて、その安楽を目的とする間はけっして不安はなくなりません。つまり、不安を常住としなければなりません。悟りもその機運がこなければ、なかなか開けないものです。しかし、道を求めてやまなければ、いつかはその機運がきますから、けっして悲観することはありません。私はこれまで、ずいぶん苦労し、いろいろの迷いを重ねてきたことを感謝しています。そうでなければ、宗教などについてもこんなにわかることはできなかったろうと思います。『参同契』に、「四大の性自ら復す、子のその母にあうがごとし」とありますが、そういうこともよくわかります。しかし、宗教がわかるようになったのは先生のところで神経質の症状が治った結果でありまして、それを逆に宗教で神経質を治そうとしてもダメであります。

鈴木　橋田邦彦先生の本に、「認識とは体験である」といってあります。しかし橋田先生も、どうすれば体験できるかということは教えてくれません。また、どんな坊さんでも、教えることが抽象的で、具体的にいってくれません。ところが森田先生は、どうすればよいかという実行方法を直接に教えて下さるのです。

井上　先生といっしょに甲府の形外会に出席したとき、神官の人が一人出席していました。その人が先生に、「先生は日本の神をお認めになりませんか」という質問を発しました。それに先生がどうお答えになるかとハラハラしましたが、先生は言下に「古事記の神を認めます」といわれたのは痛快でした。「神は尊《とうと》むべし、頼むべからず」という宮本武蔵の言葉がありますが、私もそれに同感です。ある人が、「病気のさいには神が現われる」といいましたが、私は病気になっても、また苦しいときでも、神に対して救いをもとめる気持ちは起こりませんし、したがって神は現われません。多田さんがいったように、神社に行ってもみんなが頭を下げるから私も下げるだけのことで、べつに神さまを信じているからではありません。

やはり甲府の形外会のとき、ある人が、「自分は下駄屋であるが、商売柄お客にお世辞をいわなければならないけれども、それができない。そのために商売がイヤで仕方がない。いろいろの世俗のわずらいからのがれるために、良寛のような気持ちになりたい」という意味のことを話しました。それに対して先生は、「良寛のような人になるのは、酸いも甘いも知りつくしてのちのことで、ひととおりの苦労でできることではない。簡単にそんな気持ちになろうとするのは、まちがいのもとである。そんな野心を起こすよりは、たとえば根津嘉一郎のようになりたいと思った方が近道である」といわれました。根津さんは甲府出身で中央の財界で成功した人ですが、それは先生が甲府にはいる途中で根津さんの銅像を見られたことから思いつかれたので、先生がいつもながらいちばん手近な例をとられるのには感心しました。

堀田　私も子どものとき神罰恐怖がありました。小学四年のころ神社の前では頭を五回とか六回とか下げなければならず、二回とか七回とかは何だかよくないようで、できませんでした。また学校からの帰りに、友だちといっしょにせまい道を通る時、その列の三番目か五番目でないと気がすまない、ということもありました。

香取　ここに、禅宗の僧門の方が入院されているそうですが、ひとつ禅の修業の話をやっていただけませんか。

村松（禅宗僧侶）　はじめて参禅したときの公案は、例の「無」ということでした。はじめのうちはいろいろ理屈をいいますが、それではまったくダメです。この公案は通るには通りましたが、強迫観念はそのためにますます悪くなったのであります。長浜という病院へ五十日ばかり入院してホルモン注射を受けましたが、なかなか治りません。そのうち先生の『神経衰弱と強迫観念の根治法』を読み、いろいろの治療法をやってもダメだということを知りました。

その後、禅の公案はいくつも通ったのですが、しかし日常の生活が公案のとおりにはゆかないのです。寺で毎日修行をやっていたころは、朝は午前三時に当番が振鈴しながら回って歩きます。それから十分後に大鐘が鳴るまでに、着物を着かえて坐禅の用意をすませます。やがて鐘の合図とともに老師が出てきて、坐禅がはじまるのです。次に本堂で読経が一時間、次に内外の掃除が一時間、それがすむと茶をついで挨拶し、お粥の朝食をとります。それから一時間坐禅し、それがすんで掃除したり用足しをしたりします。

十一時半に昼食をとりますが、麦飯と菜っ葉のツモケノです。次に一時間坐禅したのち、用足しをします。暇のときにはすわっておれといいます。三時から六時までまた坐禅をし、夕食をとりますが夕食は昼食の余り物です。それから老師に対して公案の答えをもってゆきます。そして九時半に、鐘の合図とともに寝ます。以上は普通のときのことですが、一年のうち数回、坐禅ばかりつづけざまにやることがあります。その時は、足や尻の痛さばかりに気をとられて、とても公案など考えるどころではありません。しかし一週間坐禅をやったあとの気分はとてもいいものです。このつづけざまの坐禅はここの臥褥療法に相当するものです。

老師はいつも、しゃべるな、書くな、出しゃばるなと教え、ひまさえあれば坐禅せよといいます。そうかと思うと、秋の彼岸の参詣人の多いときには、参詣人に説教せよといいます。それは、いつもの教えと矛盾しているようで、師匠のいうことが疑わしくなります。師匠のいうことを信じてよいかどうか、わからなくなります。

森田　こんな考え方を、我がつよくて素直でないといいます。「我がつよい」というのは慢心して、「自分の考え方には間違いはない」と高ぶる心であります。素直とは、「師匠は自分たちに対してけっして悪かれと思うはずはない、〝善かれかし〟と思うものである」という尊敬の心があり、「自分の考え方には思いちがいがありがちなものだ」という謙虚な心のある態度であります。

もし禅で「無」という公案を通過したくらいならば、その心は当然無邪気であるべきはずで、禅師のいう心持ちは、鏡に物のうつるように、もっとあるがままにうつるべきだと思われます。言葉尻をとらえて、矛盾しているとか何とか師匠を疑うはずはないのであります。「しゃべるな」ということと「説教せよ」ということとはまったく事柄がちがいます。ふだん、「つまみ食いをしてはいけない」と叱る親が、子どもが病気のときに「滋養物をたくさんとるように」といったからといって、いうことが矛盾していると親を非難したりするに及ばないことであります。公案を通過するのは、理屈でも学問でもいけないとのことでありますが、そんなことは素直な人にはすぐわかることであります。しゃべらず、出しゃばらずに、まじめに小心翼々として説教すればよいのであります。

現成の大日如来

根岸　私はケンカが下手です。いまでも、ムリしてケンカしようとすることがありますけれどもできません。勤め先でも、たまにどなることがあると、あとで気持ちがわるくて仕方がありません。ケンカをするのには、どうすればよいでしょうか。

森田　私はケンカしたことはないから、ケンカの話はよくできません。しかし、ケンカ、つまり自分の思うとおりにならないじれったさから、相手を一挙にやっつけようとする心の態度は、自分にもたびたびあることを自覚しています。私がむかし、柔術や居合術などの武道をやったのも、みなケンカするときの準備のつもりでした。しかし、こちらから進んで相手にケンカをしかけるのは非常に損でありますから、それはけっしてやったことはありませんが、もし万一人からケンカをしかけられたならば、いつでも相手になってやるという心がまえだけは、いまでもいつも持っています。この態度は、相手にもすぐ感じられますので、相手もけっして手を出さないわけです。その結果は、ケンカは起こらないで平和であります。兵法の極意の「戦わずして勝つ」というのも、このことではないかと思います。

話は変わりますが、私が患者を診察するときも、よくケンカ腰になることが多いのであります。それは、「こんな簡単な症状を、なぜ素直に私のいうことを聞いて治すことができないのか」というもどかしさのあまり、気短に一挙に患者をやっつけようとする時のことであります。このとき、もし患者の方が閉口して私に負ければ、患者はすぐに治りますが、患者の方が強情で私がそれに負ければ、患者は治らないで私をうらみ、敵意をもつようになります。私に勝たせて治った患者は、はじめのケンカ、つまり診察のとき叱られたうらみを忘れて、かえってそれが大きな感謝になるのであります。

このような実例は、水谷君や井上君をはじめ、いくらもあります。私の方も、もとより覚悟の上のケンカ腰でありますから、「勝てば官軍、負ければ賊軍」でありまして、私が負けたときには相手は私を敵視してうらむことになりますし、私の方では「縁なき衆生」としてその相手を見捨てるだけのことであります。そのために、医者としての自分の評判をわるくする損害は多いでしょうが、それもやむをえないことと思っています。私はそのために、むかしから自分は開業医にはなれないということを知っています。

もっとも私も、患者を診察するとき、いつの場合もケンカ腰になるというわけではありません。

「この患者は病症が根深いからなかなか治らない」とか、あるいは「病気は簡単であるけれども、知能が低くて理解がわるいようだ」と思うときには、なかなか気長で叱ったりしないことは、我ながら感心するほどであります。そうでなく、患者に教育があり、利口そうに見えて、しかも口先ばかりの屁理屈がうまく、初めから私に反抗してかかるような場合には、私はついついケンカ腰になるのであります。

なお、それについては、私の生いたちも関係していると思います。私のいなかの家の寺は真言宗でありまして、私は中学時代からその方の研究もボツボツやっていました。真言宗の祈祷者の心持ちは、「施主はこれ未成の金剛薩陀。行者はこれ現成の大日如来」といっておりますが、私も「治してもらう者は未熟な凡夫であるが、それを治してやる自分は大日如来の代理であるぞ」という信念をもってやります。この気合いが習慣になっていて、私が患者に対する時もどうもそれが取れなくて困ります。しかしこのやり方にも利害得失がありまして、うらまれる半面には、一挙にして全治することがあって、捨てがたいものであります。

一方、真宗の教育を受けてきた人には、「患者を治させてもらう」という心持ちがあります。それはすなわち「衆生の恩」ということに相当し、患者があって医者があり、恩を受ける人の喜びと恩をほどこす人の喜びとは相対的なもので、けっして独立に存在するものではありません。私に対して素直で、早く完全に治ってくれる患者に対しては、私自身心からうれしく、ありがたく思うことは、たえず経験していることであります。だから、真宗の教えも充分わかります。真言宗と真宗の表現の違いは、単に同じことに対する着眼点の相違にとどまるのであります。

7　正しい生活道

物そのものになる

坪井（僧侶）　私の母は何にでも手を出す工夫家で倹約が上手で、ここへくればまず優等生というところでしょう。私も先生の指導を受けたおかげでだいぶその方になってきましたが、私の師僧もまたそうなんです。電燈をスイッチでひねって消すと電球が早くだめになるというので、球をねじて消します。小包をくくるヒモも、かならず古いものを集めておいて使います。

倹約のことといえば、ある人は八千円か一万円くらいの月給で百万円も貯金したということです。しかもそれが少しも苦しくなく、かえって楽しみだといいます。その人は四キロ近くある会社の道を往復とも歩くのだそうです。履物はたいらにへるように注意し、道のわるいところは跳びよけてゆきます。（笑）木くずでも落ちておればたきものにするため拾って帰ります。まだはける下駄でも落ちておれば拾って帰る、というふうなんです。（笑）

森田　靴のかかとや下駄の歯の曲がってすりへる性質はよくありません。神経質で著明に曲がる人は少ないかと思います。私がむかし、富士登山をしたとき、一足のわらじで上下しました。もっともそれは、わらの間に麻のまじったものでした。それでもよくはきつぶす人は、三、四足もかえました。わらじをはきつぶさないよう注意して歩けば、速くて疲労も少ないものです。たいらにふまないで、かたよってふむから、わらじをはきつぶすのです。かつて私が登山したときは、看護婦もいっしょで同行が十三人でした。みんなの見るところでは、私がいちばん弱いだろうといわれていましたが思いがけなく私が先登第一でした。いちばん強いと目されていた人は二番で、私より二十分おくれて頂上に到着し、最後の者は私より三時間もおくれました。私のネルのシャツなど持たせてあった強力は、最後の者を世話してきたので、その強力が着くまでの間、山の上で寒くてふるえていました。

私は、わらじを倹約して貯金するわけではありません。わらじそのものをだいじに取り扱うのでありります。つまり道具を大切にするのです。ここの入院患者などは、まったく道具を無視する人ばかりであります。

倹約ということは、物をだいじにし、その物の値うちを充分発揮させることであります。私の家では広告の紙とか古雑誌とか反古《ほご》とかをおよそ七種類に利用しています。『中庸』に「物の性を尽くす」ということがありますが、それは用に立つものはけっしてこれを粗末にしないということでありまず。それは物を倹約して金を貯めるというのとは違います。金を貯めることを目的にして倹約するという人ならば、かならずその人の実生活にさまざまの虚偽があるということを発見するのでありまず。

坪井君の話のように、もし実際に成功したほどの人ならば、それは物の性を尽くした結果でありまず。またその人は、物そのものをだいじにした結果として、貯金もできたことでありましょう。「物そのものになる」のが、ここの教育法のもっともだいじな眼目であります。それができるようになれば、強迫観念などどうに治っているのであります。

酒と煙草をやめた体験

森田　私が酒と煙草をピッタリやめたのは、いまから三年ばかり前、肺炎にかかってからのことです。それ以来、少しも欲しいと思ったことはありません。しかし煙草は、一、二年の間は原稿を書きながら考えこむとかいう時に、思わず横の方に手を出して、煙草盆の煙草を取るような手つきをして、ハッとすることがありました。最近ためしにちょっと吸ってみたところ、ちょうど熱病にかかっている時のようにイヤな味がして、もうなぐさみにも吸おうとする気はなくなりました。

しかし酒は、いまでものめば非常にうまく感じます。ときどき宴会などの時に、盃で四、五杯飲むことはありますが、それでも別に飲みたいとか、陶然と酔いたいとかいう欲望は少しもありません。自由にやめることも、飲むこともできるのであります。

むかしは自分が腸がわるかったりして酒を飲むことができない時は、心やすいお客がきてもけっして酒を出すことをしませんでした。それは、人が飲むのを見ると自分も飲みたくなって、それをそばでだまって見ていることができないからでありました。ところがいまは自由に、酒の好きなお客には酒を出して、それを見ていることができるようになりました。不思議なものです。

むかしは酒と煙草をやめようとして、ずいぶんいろいろと苦心をしたことがあります。煙草なども一日に五本に減らし、二本に減らし、あるいはわざと煙草入れを持たずに外出するようなことをしましたけれども、けっして長つづきしませんでした。その気持ちをいえば、自分の欲望を制止しようとすればするほど、ますます人生がつまらなく思われるというふうで、努力すればするほどかえって抑制力が失われるということになるからであります。しかしいまはまったくやめようとする工夫はなく、自力の抑制というものがありませんから、少しも苦痛がなく、ただ安楽にそれに手を出さないまでのことであります。

このようになった動機は何かといいますと、酒または煙草のことを考えると同時に、ハッと連想するものは肺炎のときのセキと呼吸困難との苦しさであります。しかもその苦しさには、死の恐怖ということもともなっています。それで病気がよくなってのちにも、その時の気持ちをソッと持続し、酒、煙草のことについては少しも批評や思考を加えず、そのときの病気の連続のつもりで、そのままにしてあります。いまでは自然にそれがふだんの習慣になって、酒や煙草に対して何の欲望も起こらなくなったのであります。

前には酒を飲んで、そのために夜中にゼンソクが起こって苦しんだようなことがあり、医者からもとめられ、自分も悪いということを知りながら、習慣に引きずられてそれを断然やめることができなかったのであります。それを理智的に抑制しようとすると、「度を過ごしさえしなければ、さほど悪いこともあるまい」とかいう自己弁護に負けて、時々度を過ごすことがあったのであります。それで前には、単に「飲めば悪い」という理智的判断にとどまっていたのが、こんどは直接に死の苦痛という強い感動がよびおこされるために、たちまち有効となったのであります。

強迫観念の治し方でもそれと同様で、それを理智で治そうとしては、ますます苦痛を増すばかりでありますが、直接に何かの感動と連合する機会ができるとか、または自然のよい習慣ができるとラクに治すことができるのであります。

練習より実際に当たれ

益江（会社員）　私は赤面恐怖、不眠症で苦しみましたが、入院しないで外来で治していただきました。そのほか疲労感もありましたが、これも治りました。前に軽い肺尖カタルをやり、病中「安静第一」ということをつぎこまれました。それがこびりついていて、病気が治ってからも病人のようにして、安静な生活をつづけなければならなかったのです。しかし会社では一人前に働いていて、家に帰ると横になるのですから、いま考えると変です。ところが先生の指導を受けたおかげで、疲れても仕事をしておれば元気が出てくるということを体験しまして、いまは日曜なども元気で立ち働けるようになりました。

水谷　先ほど先生が、「自分は頭がわるい。この信念は動かすことはできない」とおっしゃいましたが、私は子どものときから臆病で、気の小さいことを苦にし、いまでもそう思っています。それで何でも大胆にならなければならないということが、青年時代のモットーでした。

七、八歳のころです。隣村の悪太郎どもに悪口をいわれたのがくやしくて、やっつけてやろうと思って出かけましたが、かえって竹箒で顔をつつかれてひどい目に遭いました。また、小学校のころ、なぐり合いをしている二人の同級生の間に割ってはいり、イバラの枝でとめてやろうとしましたところ、反対に二人がかりで青竹をもって私にかかってきましたので、ほうほうのていで逃げたこともあります。十二、三歳のころには、国道のまん中に立っていて、自動車のトウセンボウをして運転手につかまり、したたかたたかれました。十五、六歳の時分には、例の肝っ玉をためすことをひとりでやり夜更けにひとりで墓場に立っているということもありました。

高等学校時代には、ゴロツキとケンカして、足腰の立たぬほどやられたことがあります。事の起こりは、野原で十人ばかりの男が車座になってバクチをしているそばを通りかかり、「マッチを貸せ」と声をかけられたのですが、「ないよ」とそっけなく答え、少しばかり先に行ってからマッチをとり出し自分の煙草に火をつけたからです。それで、「野郎、生意気だ、やっつけろ」と十人が総立ちになって、ドッとかかってきたのです。

またそのころ上京したときのこと、神田の夜店で記憶術を実演して見せ、何でもないことをもったいつけて説明し、薄っぺらな小冊子をいまの二百円くらいで売っていました。私は何かトリックがあるにちがいないと思い、「君、そのパンフレットを見せてくれないか、よかったら買う。君が見せないというならどうも怪しいぞ」とちょっかいを出しました。すると、「いま説明がすんでから見せてやるから、残っていてくれ」といわれ、客が散ったあとまで私一人残されました。客がいなくなるとたんに相手は開き直り、「てめえはなぜおれの商売を妨害しやがった。ふだんは二十冊くらいさばくんだ。それが手前がケチをつけやがったばっかりに、ただの二、三冊しか出なかったじゃないか。二千円弁償しろ。弁償しなかったらタダではおかんぞ」と脅迫してきました。気がつくと、いつの間にか、私のまわりは仲間のテキヤが取りかこんでいます。「やっちまえ！」という声も聞こえます。結局、「弁償しろ」、「いや、持たん」とか押し問答しているうち、相手のスキを見て一目散に逃げ出しました。あとから追いかけてきましたが、横丁のようなところをぐるぐるまわって相手をまいてしまいました。一時はどうなることかと思いました。

布留　その記憶術の実演は、ぼくも受験時代神田で見ました。説明を聞いているうち、まったく感心してしまいました。懐中にはいまの金で百円くらいしかないのを買いたくてたまらず、人が散ったのちこっそりワケを話し、あとで不足の分は為替で送るからといって、それを買いました。読んでみたらまったくインチキで、二百円も出さずによかったと思いましたが、やっぱり為替で送ると約束したことが気になって、しばらくは神田に出られませんでした。(笑)

また最近のことですが、先生が慈恵大学に出られるのに、いつもお供をして講義を聞きにゆきます。先生が出かけられるときは、だれかが近くの大通りまで行って流しの円タクを玄関まで呼んでくることになっています。はじめて私が円タクを呼びに行ったとき、玄関までゆくのに運転手が「乗りなさい」といってドアを開けてくれたのですが、気がひけて断わりました。そしてあの横丁を長い間、車の後について走ってきました。「なぜ、乗ってこないのか」といって、先生にも笑われました。

石原　私は正視恐怖で、人前で目が硬くなるのです。何とかそれを治そうとして、近視レンズの度をかえたり、老眼鏡をかけたりして、自分勝手にいろいろ工夫しました。斜視恐怖もあり、また乱視もあって、氷の破片のようなレンズを作らせたこともあります。(笑)

鈴木　私もみなさんと同様、自分が弱いと思うから、強くなりたいと努力しました。しかし、水谷君のように、いろいろのことに手を出すだけの気力がありませんでした。

一時友人にさそわれて、金光会という日本主義の団体にはいったことがあります。その会員たちはみな戦闘的で大言壮語します。しかし私には何だか後ろめたくて、それができません。その主義には共鳴していたのですけれども、命まで投げ出してというわけにはゆきません。この点が自分としては、非常に恥ずかしく思いました。結局友人たちを裏切ったような結果になりましたけれども、ついにその会を脱会してしまいました。

先生に教えを受けない以前には、私は規則的生活というよりも、むしろ誓いの生活をしました。こうしよう、こんなことはしまい、と何度心に誓ったかしれません。しかし、どの誓いも、次から次へと破っていったのです。その誓いも、すべて弱い自分に対する反省から出発したものでした。こうして弱い自分にムチうった過去の生活にくらべて、現在の生活はまことに安楽ですが、わるくいえば成りゆきにまかせるという堕落のように思われないでもありません。

坪井　練習は役に立たないという体験をちょっとお話しします。いままで時々講演会で、原稿をスラスラ暗記するまで練習してやったことがありますが、ただベラベラと出るだけで、少しも臨機応変の妙がなく、一向に思わしくありませんでした。ところが最近はいろいろと忙しく、ほとんど講演の準備することができませんので、イキナリ演壇に立たなければならないようになって、大へんうまくできるようになりました。やはり練習よりは、実際にぶつかることだと思います。

森田　つまり練習と実際とがひとつになる。仕事と道楽、勉強と興味とがひとつになる。それが理想的であります。修養の積んだ人、すなわち達人の生活はこんなふうになるのであります。

およそ練習ということは、型であり、模擬であり、畳の上の水練であります。それが実際生活から遠ざかれば遠ざかるほど、ますます虚偽になってしまいます。しかし、練習が役に立たないというのは、その方の弊害を強調していったまでのことで、それがまったく必要でないという意味ではありません。

何ごとも実際に当面する時には、だれしも真剣になりますから、多くは我ながら意想外にうまくできるものであります。この実際に当たるということがそのまま練習になって、実際と練習とがいっしょになるのであります。

私どもは何ごとをするのにも、練習という意識があるときには、必ず心に惰気があっていけません。兼好法師が書いた『徒然草』という本に、「弓を射るのに、矢を二つ持つのはよくない。稽古に試みるという気分になって真剣にならないから、必ず射損ずる」ということが出ています。今日の学校教育でも、やたらに練習をさせ、「練習気分」にならせるという点に、大きな弊害があると思います。また、茶の湯や生花のお許しをとったとかいっても、ほとんどが模擬的でありまして、実際の心持ちのできている人は少ないようです。また学校で家政学をやっても、家庭の実際にはほとんど役に立たないことが多いようです。

私どもが柔道をやるのにも、型だけではいくら稽古をしてもダメで、乱取りをしなければ何の用にも立ちません、将棋なども同様です。あるとき私は、将棋の本によって定石の研究をし、また将棋会所に行って、しばらく将棋の稽古をしたことがあります。その後、根岸病院の同僚の佐藤君と将棋をさしてみると、いままではいつも私が佐藤君に勝っていたのが、かえって佐藤君に負けるようになってしまいました。その後、前におぼえていた型を捨ててしまったところ、ふたたび私の方が優勢にもどったのであります。

ここの修養療法には、いままでの型にはまった教育の弊害に対し、再教育つまり教育のやり直しという意味もたぶんにふくませてあり、飯たきでも大工仕事でもかならず初めから実際に当たらせるようにし、けっして稽古ということをさせないのであります。

また、字の下手な人で、夜の作業に習字をしたいと希望することがあっても、それをやらせないでそのかわりに毎日の日記を活版の文字のように、また原稿用紙のマスメの中に一字一字書く気持ちでやらせます。また、文字は正確に、人に読みやすいように書き、けっして上手に達筆に書こうとしてはいけない、ということも注意します。さらにまた、下書きすることもさせないで、直接日記帳に書くようにさせます。このようなやり方によって、ずいぶん字のまずい人が、一週間ばかりのうちに急に上手になるもので、それは不思議なくらいであります。

香取さんは、入院前にはハガキを書くのにも必ず下書きしなければならず、したがって余裕のある時間でなければ書けなかったものが、退院後はたとえば、ちょっと汽車を待ち合わせる間に、ハガキや手紙を下書きなしでぶっつけに書けるようになり、しかも字や文章も以前より上手になったとのことであります。ハガキの文章でも、練習気分をやめて、そのまま書くようにすれば、文章の長短に応じて字の大小や行間も、ちょうどハガキ一杯になるように、目の前に思い浮かべることができるようになります。これが、実際に当たることがそのまま練習になることの実例であります。

私もこの療法をはじめた初期のころは、入院者に時間割をあたえて模型的な仕事をあてがったものですが、やっているうちにしだいに進歩し、改良して、いまではまったくそんな型を捨ててしまったのであります。

私は近年身体が悪いために、あまり外へ出て入院中のみなさんといっしょに仕事ができないのが残念ですが、私が仕事をする気合いは、原稿書きでも診察でも、風呂たきやサボテンの世話でも、私の主観からいえば同じように真剣といえば真剣、興味といえば興味でありまして、仕事と遊びごととが同じ気分なのであります。

禅に「遊戯三昧」ということがあります。思うに修養の積んだ人の日常生活は、仕事をしているときも遊戯をしているときと同じ気分である、という意味でありましょう。「三昧」とは、物そのものになりきることで、一心不乱の状態であります。高知の言葉に、「入り入る」ということがありますが、それも同じ意味であります。私は多くの場合、診察をすればついついつりこまれて時間を忘れるようになり、風呂たきをしておればいつの間にか四方八方に心が働いて、全力をあげるというふうになってきます。

『中庸』という本に、「物の性を尽くす」ということがあります。それは、すべての物のもつ値うちを最高度に発揮させることです。風呂たきをすれば、チリ紙でもゴミでも、燃えるものはすべて有効に活用するように全力を尽くして工夫します。そうかといって、もしみなさんが私のこの言葉にとらわれると、ゴミのことばかり考えて、時間や労力のムダには少しも気がつかないようになることがあります。それではいけません。このように、たとえ風呂たきでも心は四角八面に働いて、一心不乱の三昧の状態になることができます。しかも、私が風呂をたくのは、原稿書きや診察に疲れた時の仕事の転換にやるので、かえってそれが休息の状態になり、興に乗って思う存分やることができ、「物の性を尽くす」ということになるのであります。

このような関係から、私の場合は遊びごとと仕事が一如になって、そのことに精神が集中するようになり、けっして「お使い根性」や、申しわけの仕事にはならないのであります。ここの入院者が、私の風呂たきなどの気合いを見て、自分もいつの間にかその気合いに同化するようになれば、自分で知らない間に強迫観念などが治っているのであります。

なお、「物の性を尽くす」ということの実例として、私の家では次のようなことがあります。水を使うのにも、洗面のあとの水をそのまま捨てないでバケツにためておき、それを雑巾がけに使い、さらにそれを植木にやったり、庭や道路の水まきに使うというふうであります。私どもは、ふだんからこういうことが習慣になっていますので、たとえば大震災に遭ったようなときでも、あまり水に困ることはありません。水道の水を出しっ放しにして平気でいる人とは、まったく人種がちがうのであります。放蕩者のあらっぽい金づかいを、「湯水のようにつかう」といいますが、私どもは湯水でもけっしてムダにはつかわないのであります。この「物をムダにせぬ」という心がけは、同時に自分の頭の働きも労力も、すべて有効につかうことになり、「己の性を尽くす」ということにもなるのであります。

むかし、ある人が、江戸っ子の一度使えば洗濯しないでそのまま捨てるフンドシを買いあつめ、それを染めて布団裏にして大金持ちになったという話があります。これも、「物の性を尽くす」ことの発見であります。

次に、水谷君の話について批評してみましょう。神経質の人は、何かにつけて修養を心がける人です。意志薄弱性の人にはそれがなく、ヒステリーや発揚性気質の人はアッサリしていて、深い修養の欲求がありません。なお、ここでちょっと注意しておきたいことは、もしみなさんのうちに「自分は修養の気がない。だから意志薄弱者である」と考える人があれば、それはすでに修養にあこがれる人であり、「自分はどうも勉強しなくて困る」という人はすでに勉強したいという欲望のつよい人であります。意志薄弱者にはけっしてこのような心の煩悶がないのであります。

水谷君が大胆になりたくてゴロツキとケンカをしたり、鈴木君が右翼団体に入会したけれども大言壮語ができなかったとかいうのも、ただその着眼点がちがうだけで、修養の心がけがつよいということでは同じであります。私も中学時代から「自分は気が小さく、卑屈で困る」と思っていました。それで、相手から侮辱されて怒ったとか、行きがかり上あとへ引けないときとかに、ずいぶんバカげた虚勢を張ったものであります。水谷君が大胆になろうとしてゴロツキに袋だたきにされたことは、そのやり方がだいぶ不器用で下手だと思いますが、またその下手なところに値うちがあるのです。あまり器用で、知恵の回りすぎるような人は大成しません。とくに、えらい学者になるような人には、普通の人から見て不器用なばからしい失敗が多いようです。たとえば、ダーウィンが子どものとき自分で卵を腹であたためてヒナにしようとしたということも不器用でありますが、ニュートンがリンゴの実の地面に落ちるのを不思議がったのもバカげた種類に属します。このように、バカげた失敗を重ねるほどえらい人になり、あるいは学者として大きな発見をするのであります。なぜならば、この種の人はムダ骨を折ることを意としない人であるからであります。骨惜しみをするような人には、大きな成功は期待できません。

私なども、むかしはずいぶん迷信を遍歴したものです。「森田の易はよく当たる」といわれたのは中学四、五年のころのことでした。こんなばからしいことをいろいろやり、それを通りこしてきたからこそ、神経質療法の発見もできたのであります。水谷君の修養のやり方もだんだん進歩してきて、いまでは自分を適当な境遇に置くというやり方になりました。この、「適当な境遇に身を置く」ということは、神経質を治す上にもっともだいじなことであります。

水谷　私は入院中いつも先生といっしょに動いていましたから、先生の日常生活のご様子はよく知っています。先生は風呂をたくのにも非常に細かい点まで気を配られます。あるとき、物置の片すみにたまっていたゴミのような石炭クズを、どうすれば燃えやすくすることができるかと工夫されたことがあります。先生はそれを古い金網の上にのせて燃やす方法を思いつかれ、燃料として充分役に立てられました。また、カラになったマッチ箱を捨てる時には、カラを抜いて二つにして捨てられます。普通はさしこんだままで捨てますから、ゴミの中にまじっているときなど、中にマッチの棒がはいっているかどうかを調べなくてはならず、よけいな手間がかかります。あるとき私がゴミをつかって風呂たきをやっているとき、中に棒のつまっているマッチが発火しましたので、先生から「そんな不精密なことではいけない」と注意されたことがあります。

安楽を望むな

湖亀（学生）　私は寒がりなので、お医者さんの診察を受けるとき、聴診器の冷たいのを胸に当てられるとゾッとして身ぶるいします。ところが私がはじめて先生のご診察を受けたとき、先生は聴診器の胸に当てるところをちょっと火鉢であたためてから聴診されたのであります。そのとき私は先生を、患者に対して非常に親切な方だと思い、感心いたしました。

それから私は、以前には何ごとをするのにもよく計画を立てたものです。学校へ行く前にも学校から帰ってのちのことを考えるのです。たとえば、ツメを切って、新聞を見て、お湯にはいって……とか、三十も四十ものことを順序立てて考えないと気がすまないのです。しかし退院してのちには、あまりそんなこともないようになりました。

森田　「自分がいちばん苦しんだ」という人は自己中心的で、まだほんとうの苦しみの足りない証拠です。ここで修養のできた人は、以前神経質に苦しんだときのことを夢のように感じ、どうしてあんなつまらないことに苦しんだのだろうと思うようになると同時に、他の人の苦しみに同情できるようになります。よくならない人は、それとはちょうど反対に、自分ばかりが苦しくて、人の苦痛はバカげているように思うのであります。

また、修養の心がけの強い人は、自分はどんなに苦しい目に遭ってもかまわないから、何とかして早く治りたいといいます。ある患者は入院したとき、入院中の注意事項を聞いて、心配そうに「ここの療法を終われば、ずいぶん衰弱してヘトヘトになるのではないでしょうか」とたずねたことがあります。それでも、神経質の症状を治したいという一心から、この療法を受けてみるという決心ができるのであります。もちろん、この療法が心身を健全にするのはまちがいのないことで、四十日ばかりの間に体重が四キロ以上増す人が多いのですが、入院当初の本人の気持ちではここでの生活が非常に苦しいように想像されるのであります。とにかく修養の心がけの強い人は、はじめから安楽を望みませんから、非常に早く全治するのであります。

話は少し横道にはいりますが、まだ治っていない人の治ったのちのことに対する想像なども、ずいぶんおもしろいものがあります。「治ってのちには、気楽にして、少々ズボラをしてもよいでしょうか」とたずねる人もあります。しかし全治してのちには、自然に気が張り、忙しくなり、勉強するようになって、ズボラなどはできなくなるのであります。

私は中学四年のときに重い腸チフスをやりましたが、腸チフスの回復期には非常にノドがかわきます。そのとき私は、「早く治って氷水を思いきりたくさん食べよう」と、真剣に楽しんだものでありました。ところが治ってみると、氷水のことなどまったく思い出しもしません。このように、現在の境遇に身を置きながら、未来の異なった境遇を考えるということは、まったく見当ちがいになるものであります。若いときには、将来金持ちになったらさぞ満足だろう。高い地位に登れたらさぞ愉快だろうと想像することがありますが、実際に金持ちになり、地位を得たのちの感想は、若いころの想像とはずいぶんちがっているはずであります。

なお、ここでの修養に熱心な人に対しては、私もできるだけその人をえらくしたいと思って、ずいぶん残酷にあつかうことがあります。水谷君とか井上君とかいう人は、私からずいぶん意地わるくいじめられたものであります。しかし、これらの人は治ったのちには、残酷なあつかいを受けたとは少しも思わず、私から鍛えられたことを心からありがたく考えるようになります。うちの婆やにやかましくいわれることに対しても、はじめはずいぶんうらんだり、腹を立てたりしますが、治ってのちには、そのことをいつまでも感謝の心で思い出すようになるものであります。

なお、修養ということについて考えちがいをしている人がありますので、ついでに注意をしておきます。私どもは、腹がへるから飯を食うということであれば栄養がつきますけれども、栄養のためにムリにつめこむようなことをすれば腹をこわします。読書や仕事も同様で、知りたいため、興味のため、あるいは必要のため、捨てておけないためにするのでありまして、修養のためにするのではありません。いま畳の上に煙草の吸いがらが落ちて煙が出ていても、自分の修養とは関係がないから畳がこげてもよいというふうであったり、だれかがそのうちに取るだろうとかいうふうに考えれば、そこに仕事があるはずはありません。修養のためにするということでは、仕事も読書も苦しくてたまらず、また本ものにならないのであります。

近藤夫人　私はどんなに苦しんでもよいから治りたいと思っているのですが、先生は少しも私を残酷にあつかって下さらないのです。(笑)

森田　私もみなさんと同じ人間でありますから、少しは同情して下さい。私もやっぱり人に好かれたいし、嫌われたくありませんから、人を残酷にあつかうのは好ましいことではありません。私に接近してくる人に対し、行きがかり上ツイやるだけのことです。私に接近してこない人まで追いかけていって意地わるくするはずはありません。恐ろしい先生から、いつも遠ざかり、逃げていながら、しかも先生ばかりにムリな願かけをするようでは、たとえ相手が観音さまでもご利益はなかろうと思います。水谷君などは、いつも私に接近していることをみなさんもご承知でしょう。その心持ちを、よく思いやらなければなりません。

坪井　私はここへいつもよくくるのですが、入院中のどんなにわるいという人でも、しだいによくなってくることが、ハタから見るとよくわかります。

森田　たいていの人は、主観的に気持ちの上でよくなるよりは、まず客観的に事実においてよくなるものです。本人がよくなったことに気がつくのは、ずっとおそいものです。

山田　それでは、自分で治ったと思うのはどうでしょうか。

森田　ここでは、自分の気分や想像で「治った」とか「よくなった」とかいっても、そんなことは問題になりません。ただ、実際に治ったという事実が大切です。体重がふえたとか、終日よく働くようになったとか、気転がきくようになったとかいう事実を観察して、初めて「治った」ということが決まるのであります。

坪井　気分はどうでもかまわない、ということについて、このごろいっそうその感じを深めています。以前には、元気のときにはドンドン仕事ができますが、しかし一時間もすると、何かの拍子に急に気分がふさいでしまって、地獄の底へでも落ち込むように感じます。しかしこのごろでは、たとえ気がふさいでも、元気がなくても仕事をしていると、いつの間にか油が乗ってきて元気になるということがわかりました。要するに、元気があるとかないとかいうことはどうでもよい、とにかく手をつけることが大切だということがわかりました。

森田　倉田百三さんはむかし強迫観念に苦しんでおられたとき、藤沢からわざわざ日曜日ごとにここの外来診察を受けるために通ったものです。寒いころでしたが、大雪の日でも欠かさず、下駄ばきでこられたのには感心しました。一般に芸術家というものは、作品をつくるときに、気が乗るとかインスピレーションを感ずるとかいうことに重きを置く傾向があります。倉田さんもそのとおりで、強迫観念のときには気が向かないので、原稿など書くことができません。そこで私は倉田さんに、「気分などはどうでもよいから、それとは無関係に、ともかく筆をとる方がよい」と教えました。倉田さんはそれを実行したのですが、そのとも、か、く、も、筆をとって書いたものが、その後興に乗って書いたものより出来がよかったということであります。

私どもの原稿でも、興に乗って書いたからといって、かならずしも良くできるものではありません。興に乗ったため、かえって軽薄になったりします。気の重い時に、ともかく筆をとって書いたものが、かえってまじめで人の心に訴えるものになると思われるのであります。また、倉田さんは気分を問題にしないで筆をとるようになった結果、強迫観念にかからない以前にくらべて三、四倍も多く原稿が書けるようになったとのことであります。

チャンスをつかむには

水谷　こんどは悟らない話をします。自分が人と対座している時、人に気まずい思いをさせるのが、どうも苦しくてなりません。人から自分が石のような奴だと思われるのがイヤなのです。あるとき、大学の校門を出るとき、顔見知りの教授といっしょになり、円タクで途中まで同車しました。教授と並んだまま、だまってすわっているのが何だか苦しいので、「先生の坊ちゃんはおいくつですか……」などと話しかけました。しかしすぐ話がとぎれてしまい、どうにも具合がわるくてなりませんでした。私だけ途中で下車しましたが、車から降りてヤレヤレと思いました。どうも私は、教授とか目上の人には取り入りたいのだけれども、それができなくて困ります。都会育ちの学生などを見ますと、陰ではさんざん教授の悪口をいっている者がかえって教授から認められることがあります。自分のように、陰で悪口もいわず、教授を尊敬している者が認められないのは不公平だ、と思ったりしたこともあります。

古庄夫人　水谷さんのような気持ちは、神経質に共通かと思います。私の家の女中は、つまらないおしゃべりをして人づき合いがよいのですが、私は必要なことよりほかいえません。

林（会社員）　水谷さんの話はなかなかおもしろい。私もときどき重役と同車しますが、お世辞もいえず、議論もできず、ご機嫌にさわらないように話をします。そして、先方から突っ込んだ質問のあった場合には、ピシピシ明答するようにします。甘く見られはしないかと恐れるためです。

森田　「人に取り入りたい」というのは、だれにでも共通した人情です。長上の人に信用され、見下げられないようにすることは、私どもが社会にあって発展してゆく上にきわめて重要なことで、心ある人ならばだれしもさまざまに工夫することであります。そのやり方にも手仕事などと同じように、器用と不器用とがありますが、あまり器用すぎるのはキザであり、不器用なのがかえって素朴純情でよいことがあります。水谷君の「坊ちゃん」をダシにつかうやり方も、林君のピシピシ明答するやり方も、それぞれ一つの工夫でありましょう。

私自身の体験からいいますと、呉先生（呉秀三博士、東大教授で精神医学者）は私の恩師であり、したがって私にとってはもっとも恐ろしい人でありました。もちろん呉先生に取り入りたいのは山々でありますが、私の性質としてこちらから進んでとやかくすることはできませんでした。ただ何かの機会を待っていて、それを逃がさないように心がけていました。ちょうど釣り師が魚が釣れるのを待ち、あるいはクモがその網に他の虫がひっかかるのを待っているようなものであります。機会があって先生のおともをするとか、宴会などで先生に接近している時など、けっしてその機会を逃がさないで、苦しいまま、まごつくままにふみこたえているのであります。それで、先生から同車をさそわれれば待ってましたとばかりに感謝の意を表して同車し、車中何かと話かけられれば、林君のように全精神をこめてピシピシ答えるのであります。

水谷君と少しちがうところは、けっしてこちらから先に先生に話しかけるようなことはしないということであります。もちろん、同車させて下さいなどとこちらから頼むようなことはけっしてしません。ただ先生が、「だれかいっしょに乗らないか」といわれる時には、あたかも糸にかかった動物にクモが飛びつくように、けっしてその機会を逃がすようなことはしないのであります。ある人は私に、私の著書を全部そろえて寄付してほしいとかいって、持っていったことがありますが、私にはそんなことはできません。ただ先生が何かを私にくれたくなるように、しむける手段はいろいろと講ずるのであります。

このごろ一般の人は、宴会のときでも目上の人に杯をさしたり、いろいろ話しかけたりすることを礼儀のように思っているようであります。しかしそれは私から見ればまったく反対で、ほんとうは無礼なことであります。杯は目上の人からお流れを頂載するもので、目下の者からさし上げるものではありません。それればかりでなく、自分のなめた杯で飲むことを目上の人に強いるのは、どう考えても好意であるとは思われません。それは礼儀ということを思いちがえた偽善の心としか思えないのであります。

また日常の挨拶にしても、目上の人に会ったら静かにまごころをもってお辞儀をし、敬意を表するにとどめ、目上の人から「変わりはありませんか」と話しかけられるのを待つのがよいと思います。

目下の人からいちいち、「ご機嫌はいかがですか、お変わりはありませんか」などと話しかけられては、うるさくてたまらないでしょう。礼儀というものは、けっして人をうるさがらせるべきものではありません。

また宴会や集会などに出席した時、私は最後まで残ってそのなりゆきを見とどけることが多いのです。それは、何か得るところはないかとねらっている欲張りの心があるからです。根岸病院の同僚の佐藤君とは、ときどきいっしょに宴会に出ることがありますが、佐藤君は宴会が終わるとすぐ帰ろうとします。私とくらべると欲が少ないからでしょう。

私は学生時代にも、学者とか実業家とかいう人に対して、その人物や家庭はどんなものだろうか、という好奇心がもとになって、同郷会の幹事になるとか何かの機会をとらえて、その家を訪問することを心がけました。そのため自然に先輩と後輩との連絡もとれるようになり、何かと重宝がられたのであります。

また私は先輩の家を訪問したときに、その先輩が会ってくれないからといって、少しもそれを不親切とは思いません。たびたび訪問すると、主人には会わなくとも、その家の状況がわかって得るところがあります。大学時代私どもは、高知出身の名士を会の幹事としてたびたび訪問したことがあります。そのときのビクビクした苦しい感じは、いまでもよくおぼえています。赤面恐怖の人なども、ちょっと心の置きどころを変えて、えらい人の家庭はどんなものだろうと好奇心をもって考えると、赤面恐怖も忘れてその家庭をのぞきにゆきたくなるのであります。このようにお話してくると、私どもの感じと欲望とはお互いに同様であり、平等でありまして、ただ着眼点と工夫の仕方がちがい、そこにはじめて差別を生ずるということがおわかりになると思います。

井上　私も、先輩に話しかけることは、水谷さんと同様です。ある会社の重役で親しくしている人がありますが、その人といっしょにいると、どうも気兼ねして苦しくなります。それで何か話の種はないかといろいろ考えます。経済上の問題ならよかろうと、いろいろの質問ならよかろうと、いろいろの質問をしてみたりすることがあります。それから交際上のことですが、私ははじめて交際する人は、たいてい嫌いに感じます。ところが交際している間にいつのまにかすっかり親しくなって、その人がよい人に見えるようになります。神経質の人は一般にこんなふうではないでしょうか。

森田　初対面の人に対する好悪の感じはいろいろあります。それを正しく観察すると、美人や人相のよい人、愛嬌のある人には好感がもてることはもちろんであります。平凡な普通の人に対しては好感も悪感もありません。一方、人相の悪い、ひとクセありそうな人は嫌いな感じがします。井上君がいっているのは、この特殊の場合のことを強調しているのであろうと思われます。この三つの場合はどのくらいの割合であるかは、統計をとって調べてみなければ、わからないはずであります。それなのに井上君が特殊の場合だけを考えるのは、自分の不快な気分をすっかりなくしてしまいたいという神経質の完全欲から起こることであります。一般に人は、苦しかったことはいつまでも忘れませんが、楽しかったことはじき忘れてしまうものであります。それは自己保存欲のためであります。

なお、人の見かけの人相や感じは、その人の性格によっても違います。顔のまるい太った陽気な人は、発揚性気質といって気がかるく社交的であります。このような人は、初めから感じがよくて人に好かれます。しかしだんだんつき合っているうちに、深味がないことがわかってあきられるようになります。また、ヒステリー性の人はきわどい感じで、よくいえばチャーミングで魅惑的でありますが、わるくいえばキザであり、わがままであります。神経質の人は、初めて会ったときの感じは無愛想でとっつきが悪いけれども、つき合っているうちにだんだん信用を得て、あきられることが少ない、というふうであります。

迷うときにはイエスと答えよ

根岸　私は中学四年ごろ赤面恐怖になり、電車に乗ることもできず、しまいには学校にゆくこともできなくなりました。新聞広告で根岸病院のことを知り、そこへ行って先生の診察を受けました。キチガイ病院の中ですから、よい気持ちはしませんでした。それはずいぶんむかしのことで先生のお宅に入院したときには、ほかに入院患者はいませんでした。三週間の入院ののち、房州に転地して日記を送って先生のご指導を受けました。私は文学が好きで、ぜひその方をやりたかったのですが、家庭の事情もあり、先生からも境遇に従えといわれたために商大に入学しました。おもしろくなかったけれども、とにかく卒業して税関で勤めるようになりました。いまでは西洋人や中国人にも負けないようにやっています。

私は生来音楽が好きで、ひとりで笛を吹いたりしています。あるとき、隣の外人がきて合奏しようといいます。思いきって承諾し、ドキドキしながらやりましたが、こんどは「お前はなかなかよくやるからオーケストラにはいれ」とすすめます。演奏のことを思うと恐ろしかったけれども、「オーライ」と答えました。オーケストラにはいると、こんどはまた、「演奏をやると、もっとうまくなるから出ろ」といいます。演奏の前の晩はロクロク眠りませんでした。舞台の上から観客を見ると冷汗が流れました。しかしとにかく、やってのけました。私は何か、人との交渉の場合、イエスかノーか迷うときには、かならずイエスということにきめています。

森田　根岸君は、私の著書の中に、赤面恐怖の治った実例として出ている人です。私はむかし、催眠術一点張りで赤面恐怖を治そうとしましたが、どうしてもうまくゆかないので、アイソをつかしたものです。しかし神経質の病理を発見してから、治りにくいこの赤面恐怖も治すことができるようになり、治すことのできた第一例がこの根岸君であります。

根岸君の「イエスかノーか」の話はおもしろい。人から何かものごとを頼まれるとか、仕事の口を世話してくれるとかいう時に、もしイエスかノーか迷って決めにくいときには、さしあたりまずイエスと答えておくことにするのです。私もむかしから、このやり方をいろいろ経験してきました。

私の大学助手時代、同僚の一人にちょうど私とは反対の人がありました。当然、イエスといった方がよいと思われる場合でも、容易にイエスといわないのです。多くの人は、イエスと答えることをためらうために、せっかく得がたい機会が訪れても、それをとりにがしてしまうのであります。天から降ってきた機会をとらえて運命をみずから切り開くことができないのです。あるたとえ話に、「機会というやつは、長い髪が前にばかり生えていて、後はツルツルのはげ頭である。そしていたるところに飛び回り、窓からも出たりはいったりしている。それを前からつかまえれば容易につかまえることができるが、後からはけっしてつかまえることはできない」ということがあります。このイエスというのも同じで、その時機を失ってしまうと、あとからいくら頼んでも思うようにならないことはいくらもあります。

私が医科大学を卒業して助手をやっていたころ、呉先生から医学専門学校教授の口があるがゆかないかといわれ、まずイエスと答えておいて、さっそくその学校に出かけて調査したところ、不満足な点がありましたので、その地位を他の人にゆずりました。生存競争のはげしい世の中ですから、先口さえ取り込んでおけば、それをほしがる希望者はいくらもありますから、自分がいらない場合には人にゆずってやればよいわけです。

私が高知へ、犬神つきの調査に出張したのもそれです。ある日、呉先生が、「いま教室に六十円（いまの金で六万円くらい）ばかり旅費が残っているが、だれか調査にゆきたい者はないか」といわれました。こんなときに、先輩をさしおいて自分が先に口を出せば、あとで同僚に憎まれますから、つつしまなければなりません。ただ頭をあげ、ニコニコしながら、先生の顔を見ているのです。そうすると、先生が、「森田君どうです」と聞かれます。「待ってました」とばかりに、「もし私でもさしつかえのないことでしたら、ぜひ調査に行きたいものです」と答えます。もちろんまだその時には、私はどこへ行って何を調べたらいいかということは見当がつきません。まずその機会をとり込んでおいて、しかるのちにゆるゆると考案するつもりなのです。

それがもし、前にお話した一人の同僚ならば、まず自分は何を調査し、その金をどう使うかということを考えて、目算が立ってからイエスと答えようとしますから、もちろん間に合うはずはなく、あとになってあの時に引き受けておけばよかったと残念がるのであります。つまりそういう人は、物の判断の前後順序、全体と部分、要点と枝葉末節のことの区別がわからないのであります。

また一方には、ある気質の人で、先輩をさしおいて、自分の分《ぶん》に不相応な差し出口をすることがあります。すると、さっそく同僚その他から嫌われ、欲しくもない人までが「それは私に下さい」とつよくジャマを入れるようになり、せっかくの希望もかなえられないという結果になります。こんなときはいつでも、謙虚な態度を失わないようにしなければなりません。

イエスと答えたあと、調査旅行についてまず思いついたのは、高知の犬神つきを調べることです。高知は私の郷里であり、あと一ヵ月くらいで夏休みにはいりますので、調査旅行と夏休みの帰省とがいっしょにできることになって、一挙両得です。それから一ヵ月の間、ひまひまに図書館に行って、それに関係したことを調べた上、調査旅行に出かけました。高知では、三十日ばかり巡回して、犬神つきを調べました。そのとき、高知医学会から講演を頼まれ、三時間近くしゃべりました。それが私の最初で、そしてもっとも長い時間の講演でありました。それが私が大学を卒業して六ヵ月の時のことですから、えらいではありませんか。

それから、私が呉先生の代理で初めて往診したのは、卒業後三ヵ月のときでした。こんなときは恐ろしくて、まったくビクビクものです。精神科の専門家としての見識をもって、主治医と立ち合わなければなりません。行った先は立派な家で、頭のはげた主治医が二人もいました。診察しましたけれども、どうも診断がつかなくて、ツベコベといろいろなことをいって、ごまかしてきました。帰ってから、先輩の榊助教授にその患者の様子を話したらさっそく診断がついて、なるほどと思いました。私にとって、非常にありがたい修養でした。

このようなとき、どういう心の態度でいるかといいますと、呉先生を信頼して、自分のことをまかせ切ることです。それは先生が、弟子である私どものためにけっして悪く取りはからうはずがないからであります。

ここの入院者でも、私が何か仕事を見つけて、「だれかやる人はないか」というときに、聞かないふりをしたり、わざとうつむきこんだりする人はなかなか治りません。早く治るような人は、かならずいまお話したようなぐあいにやる人です。「先生の導かれることで、どうして自分のためにならないことがあろう」という、もっとも大切な着眼点を見失う人が、なかなか治らない人であります。

私がいまの慈恵医大の前身、慈恵医学校で精神病学の講義をするようになったのも、卒業後たった九ヵ月目のことです。その当時は一時間の講義の準備に八時間もかかったものです。もしこのようなとき、「自分はまだ講義をする実力がないから一年先にのばしてほしい」といったとすれば、機会という奴の頭は後ろがはげていますから、一年後になってつかまるものではありません。

私が学位論文を、正月の二日の朝から書き始めたのも、母が「どうか博士になっておくれ」といったのに対し、イエスと受け合ったからです。その論文がわずか一ヵ月でき上がり、『神経質の本態と療法』という本になりました。また、『神経質および神経衰弱症の療法』という本も「変態心理」という雑誌を編集している中村古峡君から原稿を頼まれたというチャンスを前からとらえたからであります。それも一気呵成に二ヵ月でき上がり、下書きなしに書いて原稿用紙はたった三枚しかムダにしませんでした。

断然イエスと引き受けた後は、もはやのっぴきならない背水の陣です。運命を切り開こうとする心がけのある人は、自分でこの境遇をつくり出さなければなりません。そうすれば、必ず、できそうもないこともでき、無理が通って道理が引っ込むようになります。古来えらくなった人には、こんなことがかならず多かったであろうと思われます。古閑君なども、だいぶこの方の心がけがよいようです。

古閑　私も、よっぽどノーというべき条件がそろっていないかぎりイエスと答えます。森田先生の感化です。ときどき進退きわまることがありますが、かならず何とかして切り抜ける工夫ができるもので、それによってしだいに人間が練れてゆくのだと思います。

野村　私の勤めている根岸病院に、よく新聞記者がきます。帰りたいと思っているところへなどこられると、まったくいやで断わることが多いのです。この間もある新聞から、三原山心中者の心理状態について書いてくれと頼まれましたが、電話でその依頼を聞いたとき、どうもインチキなことしか書けないような気がしました。せっかく書くなら、それに近い経験を味わってから書きたい、できることなら一度三原山に行ってから書きたいと思いますけれども、それもムリだと思いましたので、電話ですぐノーと答えてしまいました。あとで考えると、あのとき引き受ければよかったと残念に思います。物ごとをあまり固苦しく考えないで、自分のベストを尽くすつもりで引き受ければよかったと思いましたが、あとのまつりです。

香取　私が入院した時は秋でしたが、ある日先生から、障子を張りかえる仕事をいいつかりました。先生が「だれかちょっときてくれ」といわれるので、さっそくおそばに行ったら、これをやれあれをやれといわれ、たちまち仕事が見つかります。ここでの修養では、まず仕事を見つけることが第一のコツですが、下手な人はいつまでたっても仕事が見つかりません。先生が何か指導される時に早く立ってゆくような人は仕事も見つかり、必ず早く治ります。

またあるとき、根岸病院の運動会があったとき、先生が「だれかいっしょに行かないか」といわれましたので、私は作業中でしたが大急ぎで着替え、靴のヒモを結ぶひまもなしに先生の自動車に飛び乗りました。先生のおともをしていると、必ず何か得るところがあります。帰りに古閑先生もいっしょにこられ、上野の米久で牛肉のご馳走にもなりました。先生が「だれか行かないか」とさそわれるとき、そのチャンスを失わないように心がける人は、必ず早く治りますから、みなさんもそのつもりでやって下さい。

鈴木　いまのお話と似たことですが、入院中に先生といっしょに蓮光寺へゴミを捨てる穴を掘りにゆきました。私は先生からいわれるままに、「ハイ掘ります」といってそのまま手をつけるのですが、ある一人の患者は、穴の大きさはどのくらい、深さはどんなふうにということをまずくわしく問いただしてからでなければ、手を出そうとしません。その時に先生は、「そんなくどいことを聞いてはいけない」といわれました。実際には、その掘り方は、掘りはじめてのちにその場所や周囲の事情によって自然にきまってくるもので、深さなども掘るにしたがってはじめの予定とはちがってきます。いくら先生でも、穴を掘るのに、はじめからいちいち完全な設計を立ててから着手されるのではありません。言葉の先でしゃべったり、出しゃばったりするのはよくありませんが、すぐ手を出して、実行において出しゃばるのはよいと思います。口でしゃべらずに、掘りながらアレコレと工夫してゆくうちに、ほんとうの仕事ができるのであります。

森田　香取さんが、いきなり自動車に飛び乗る気合いは、「まかせる」という心であります。「先生が自分たちに対していわれることに、わるいことのあろうはずはない」という見きりをつける心であります。まかせる心と、お使い根性や盲従とは似て非なるもので、根本的にちがうものでありま す。まかせる心とは、消極的にいえば捨て身になることであり、積極的にいえば先生にまかせることによって恩恵を受け取ることでありまして、それはひとつのことに対する両面の見方であります。香取さんがいきなり自動車に飛び乗ったのは、捨身であると同時に恩恵を受けることであります。宗教的にいいますと、「南無阿弥陀仏」とは阿弥陀さまにまかせることであります。南無とは帰命することで、命のままに一切を阿弥陀仏におまかせするのであります。

根岸　入院中に先生から、「臨床講義の材料に教壇に出てくれないか」と頼まれたことがありますが、その当時はどうしてもイエスといえませんでした。

森田　水谷君や多田君は、臨床講義の材料によく出てくれました。それも、まかせる心であります。

あとがき

森田先生が生前に書き残されたものを再編集して出版させていただくのは、これが三冊目である。第一冊が『生の欲望』、第二冊が『自覚と悟りへの道』、第三冊がこの『神経質問答』である。このうち、『自覚と悟りへの道』と『神経質問答』は、先生の生前に月に一回開かれていた形外会の記録を整理し、文章をやさしくした上再編集したものである。当時、森田先生のお宅に下宿させていただいていた私は、記録係として形外会の質疑応答を筆記し、それを森田先生のお手許にさし上げていた。先生はそれにさらに筆を加えた上、「神経質」誌に発表されたが、この雑誌の記事の中で読者からいちばん愛読されたものである。その内容は、時代の移り変わりにも影響されることのない高い価値をもっていると信じている。

先生が生前に書き残されたものを、こうして私の手で次々に再編集して世に出させていただいたことは、私にとってこの上もなくありがたく、また光栄なことである。それはひとえに、先生の養嗣子の森田秀俊氏をはじめ遺族の方々のあたたかいご理解とご激励によるものであり、この機会に心からお礼を申し上げたい。ここに感謝の意をふくめて、森田先生のご家族のことを記しておきたい。

先生は明治七年高知県香美郡兎田村の地主、森田正文氏の長男として生をうけられた。正文氏は村の小学校で教鞭をとったことのある、漢学の素養の深い人であった。母は亀女といい、非常な働き者であった。先生は四人兄弟の二番目で、道という姉があったが、この姉はなかなか勝気な女性で先生は子どものころこの姉にずい分鍛えられた。道女は田原家に嫁したが、その晩年、先生の夫人が亡くなられてからは上京して先生のお宅の家事を監督された。この道女のほか、先生には徳弥という弟と磯治という妹があった。徳弥氏は性質温順で兄の正馬を心から尊敬し、先生もこのただ一人の弟を心から愛された。徳弥氏は長じて、先生の世話で済生学舎にはいられたが、ちょうど日露戦争がはじまり、既教育兵であった徳弥氏は召集されて、激戦のあった旅順で戦死をとげられた。末の妹の磯治さんはみんなの愛情を一身にあつめて育ち、医師田原真鉏《ますき》氏夫人となり、現在健在で高知県香美郡野市町に居住しておられる。

森田先生は、学生時代に従妹の久亥夫人と結婚された。ご夫妻の間には一粒種の正一郎さんが生まれたが、不幸にして二十歳で病没された。一方、田原真鉏夫妻には俊世、俊喜、倭子、秀俊の四人の子どもが生まれたが、みんな立派に成人されて、俊世氏は現在夫人延子さんとともに森田先生の開設された森田館（熱海市東町一三八）の経営に当たっておられる。次男の俊喜氏は慈恵医大卒業後、郷里の野市町で医師として父の真鉏氏を助けて手広く診療に当たっておられる。長女倭子さんは、医師田原幸男博士の夫人となられたが、同博士は現在静岡市県立精神病院の院長である。三男の秀俊氏は、森田家の養嗣子となり、慈恵医大を卒業後、森田博士の衣鉢を継いで精神医学を専攻、現在は静岡県三島市荻ヶ窪八四一にある三島森田病院の院長である。夫人貞子さんは、秀俊氏を助けて病院の運営に当たっておられる。なお、森田病院では、精神病患者のほか、神経質の患者も受け入れて森田療法を実施しておられることをお知らせしておきたい。

終わりに森田先生と私の関係を付記させていただくと、私は先生の学ばれた第五高等学校のはるかな後輩に当たる。同校に在学中、昭和六年に神経質の患者として先生のご診察を受け、一時は休学していたのが立ち直って通学できるようになり昭和七年に同校を卒業した。そのときはまだ大学の入学試験を受けるだけの勇気がなかったが、先生につよくすすめられて東大経済学部を受験したところ、思いがけず合格した。そのあと三ヵ月ばかり先生のところに入院し、三十いくつもあったしつこい神経症がほとんど全治した。その後六年間にわたって先生のお宅に下宿させていただき、慈恵医大における先生の講義は欠かさず聴講し、精神の世界に対する認識を深めることができた。また、先生が東京の根岸にあった根岸病院に診療にゆかれるときも、毎度おともをし、精神病についていろいろ知識を与えられた。この六年間というものは、まるで腰巾着のように先生にくっついて歩いて、人間心理についてはもちろん、先生の人間的なえらさの幾分なりとも吸収しようと努めたものである。また、先生のお宅にいた関係上、ご家族の方々とも親戚同様に親しくなり、田原俊世、森田秀俊氏らとの交友は今日に至るまで変わることなくつづいている。

なお私は、大学卒業後通信社の記者となり、今日なおその世界に身を置いているが、本職のかたわら神経質の心理については今日に至るまで約三十年にわたり一貫して研究を続けてきた。なぜそれに私がそれほどつよい関心をもったかといえば、私にとって再生の恩人である森田先生の学説および療法の正しさをひろく世の人びとに認識してほしいと念願したこと、十年間にわたっていろいろの神経質症に苦しんだ体験者として、世に多い神経質者の相談相手になる義務があると感じたこと、さらに神経質症にかかり、それがなおってゆく過程には、教育あるいは人間形成の上から見てきわめて重要な問題を含んでいると感じたこと、などのためである。

このような長い間の体験にもとづき、私は四年ほど前から同志の協力を得て自宅で時折「啓心会」という会合を開き、根岸国立病院医長・河合博博士、神経・内科医宮崎千代女史など専門医の方にも出席していただいて、神経質に悩んでいる人びと、すでに治った人びと、および専門医が一堂に集まって、自由に話し合う機会をつくっている。神経質の症状は、森田先生もいわれるように、病気というよりも人格の未成熟、自己中心的なものの考え方、環境に対する不適応に原因することが多いので、このような会合を通じて神経質者の考え方の誤りを正し、適応性を高め、人格的な成熟を促進することが必要であると思われる。

なお、遠隔の地におられる方々のためには、私と志を同じくされる同人の方々と協力して、「生活の発見」というささやかな同人雑誌も発行している。もしご希望の向きがあれば、小生あてにお申し込みいただきたい。神経質に悩んでいる人びとを一人でも多く救い、生き甲斐ある生活を送れるようにしてあげたいというのが、私どもの念願である。それは、悩んでいる本人のためばかりでなく、家族の人びとのためにも、またひろく社会のためにも大きなプラスになると信ずるものである。

水谷啓二

著編者略歴

森田正馬（医学博士　1874－1938）

明治７年、高知県香美郡兎田村に生まれ、幼時は父より漢学を教えられた。青年時代は仏教や東洋哲学に興味をもち、将来は哲学者になりたいと考えた。県立高知中学、第五高等学校を経て東京大学医学部に学び、呉秀三博士の門にはいって精神医学を専攻、精神療法や催眠術に興味をもち、また迷信と妄想の研究では権威者であった。のち、慈恵医大教授および根岸病院顧問として、精神医学に新分野を開拓した。とくに「神経質の本態と療法」の発見は画期的なもので、従来容易になおらないとされていた神経質症状が博士の療法によってなおるようになった。博士自身が青年時代に神経質症状に悩んだ経験があり、それが神経質症状の本態を発見する機縁ともなった。『神経衰弱と強迫観念の根治法』『対人恐怖の治し方』『恋愛の心理』など多くの著書がある。

水谷啓二（著述家・啓心会診療所顧問　1912－70）

明治45年熊本県八代市に生まれる。八代中学、第五高等学校を経て東京大学経済学部に学び、昭和10年卒業、同盟通信社記者となる。中学時代から高校時代にかけて、対人恐怖症を始めとしてさまざまの神経症に悩み、一時は学校を休学し、人生に望みを失っていた。幸運にも森田博士にめぐり会い、昭和７年に博士の自宅で家庭療法を受け、全治することができた。その後博士が逝去されるまでの６年間、博士の家に下宿して人生百般にわたって親しく博士の指導を受けたほか、慈恵医大における博士の講義は欠かさず聴講、根岸病院に診療に行かれるときもお伴をした。戦時中は一兵卒として従軍し、中国湖南省の長沙で終戦を迎えた。終戦後は共同通信社記者となり経済部長を経て論説委員となり、経済問題のほか、家庭、児童、青少年、婦人、教育、精神衛生問題などを担当した。昭和42年２月定年退職、その後は著述家として活躍するほか、啓心会診療所顧問として神経症その他心に悩みを持つ人びとの相談相手となり、月刊の同人誌「生活の発見」を発行した。

昭和45年３月脳出血により死去。

【本書について】

本書は、一九六〇年以来小社が刊行してきた『神経質問答』の新装版です。

難読の語にはふりがなをつけるとともに、明らかに誤植と思われるものは訂正しました。なお、現在では不適切とされる表現が一部にありますが、作品の歴史性を考慮し、そのまま収録することにしました。

ISBN 978-4-8269-7154-6

新版《しんぱん》 神経質問答《しんけいしつもんどう》

二〇一二年 三 月 二〇 日 第一版第 一 刷発行

著 者 森田《もりた》正馬《しょうま》

編 者 水谷《みずたに》啓二《けいじ》

発行者 中村 浩

発行所 株式会社 白揚社
東京都千代田区神田駿河台一—七 郵便番号一〇一—〇〇六二
電話(03)五二八一—九七七二 振替〇〇一三〇—一—二五四〇〇

装 幀 岩崎寿文

印刷所 株式会社 工友会印刷所

製本所 株式会社 ブックアート